国家卫生健康委员会"十四五"规划教材

全国中等卫生职业教育教材

第2版

供眼视光与配镜专业用

眼 病 概 要

主　　编　王增源

副 主 编　廖志敏　徐　歆

编　　者（按姓氏笔画排序）

　　　　　王增源（大理护理职业学院）

　　　　　刘亚琴（广州市财经商贸职业学校）

　　　　　孙　敏（济宁职业技术学院）

　　　　　余　祥（昆明视康眼科）

　　　　　徐　歆（潍坊护理职业学院）

　　　　　郭玉林（福建省龙岩卫生学校）

　　　　　廖志敏（南阳医学高等专科学校）

编写秘书　杜天一（大理护理职业学院）

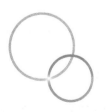

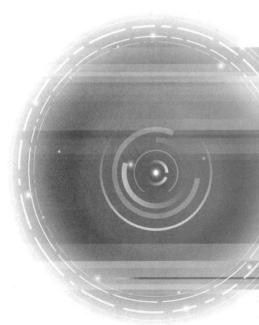

人民卫生出版社

·北京·

图书在版编目（CIP）数据

眼病概要 / 王增源主编 . —2 版 . —北京：人民
卫生出版社，2022.6（2023.11重印）
　ISBN 978-7-117-33093-0

Ⅰ.①眼… Ⅱ.①王… Ⅲ.①眼病 – 防治 – 中等专业
学校 – 教材 Ⅳ.①R77

中国版本图书馆 CIP 数据核字（2022）第 084625 号

人卫智网	www.ipmph.com	医学教育、学术、考试、健康， 购书智慧智能综合服务平台
人卫官网	www.pmph.com	人卫官方资讯发布平台

眼病概要
Yanbing Gaiyao
第 2 版

主　　编：王增源
出版发行：人民卫生出版社（中继线 010-59780011）
地　　址：北京市朝阳区潘家园南里 19 号
邮　　编：100021
E - mail：pmph @ pmph.com
购书热线：010-59787592　010-59787584　010-65264830
印　　刷：三河市君旺印务有限公司
经　　销：新华书店
开　　本：850×1168　1/16　印张：10　插页：8
字　　数：213 千字
版　　次：2016 年 7 月第 1 版　2022 年 6 月第 2 版
印　　次：2023 年 11 月第 2 次印刷
标准书号：ISBN 978-7-117-33093-0
定　　价：38.00 元

打击盗版举报电话：010-59787491　E-mail：WQ @ pmph.com
质量问题联系电话：010-59787234　E-mail：zhiliang @ pmph.com
数字融合服务电话：4001118166　E-mail：zengzhi @ pmph.com

出 版 说 明

为全面贯彻党的十九大和十九届历次全会精神,依据中共中央办公厅、国务院办公厅《关于推动现代职业教育高质量发展的意见》要求,更好地服务于现代卫生职业教育高质量发展的需求,适应党和国家对眼视光与配镜技术职业人才的需求,贯彻《"党的领导"相关内容进大中小学课程教材指南》文件精神,全面贯彻习近平总书记关于学生近视问题的重要指示批示精神,全面落实《儿童青少年学习用品近视防控卫生要求》(GB 40070—2021)国家标准要求,人民卫生出版社在教育部、国家卫生健康委员会的指导和支持下,启动全国中等职业学校眼视光与配镜专业第三轮规划教材修订工作。

本轮教材全面按照新国家标准《儿童青少年学习用品近视防控卫生要求》(GB 40070—2021)进行排版和印刷:正文排版用字从上版的 5 号宋体字调整为小 4 号宋体字,行间距从 2.0mm 调整为 3.0mm;内文纸张采用定量 $70.0g/m^2$ 的胶版纸;其他指标如纸张亮度、印刷实地密度值、套印误差均达到新国标要求,更利于学生健康用眼、健康学习。

本轮眼视光与配镜技术专业规划教材修订工作于 2021 年底启动。全套教材品种、各教材章节保持不变。人民卫生出版社依照最新学术出版规范,对部分科技名词、表格形式、参考文献著录格式进行了修正;对个别内容进行调整,加强了课程思政内容,以更好地引导学生形成正确的人生观、价值观和世界观;根据主编调研意见进行了其他修改完善。

本次修订时间较短,限于水平,还存在疏漏之处,恳请广大读者多提宝贵意见。

人民卫生出版社

眼视光与配镜专业第二轮规划教材
编写说明

为全面贯彻党的十八大和十八届三中、四中、五中全会精神，依据《国务院关于加快发展现代职业教育的决定》要求，更好地服务于现代卫生职业教育快速发展的需求，适应卫生事业改革发展和对眼视光与配镜技术职业人才的需求，贯彻《医药卫生中长期人才发展规划(2011—2020 年)》《现代职业教育体系建设规划(2014—2020 年)》文件精神，人民卫生出版社在教育部、国家卫生和计划生育委员会(简称"卫计委")的指导和领导下，按照教育部颁布的《全国中等职业学校眼视光与配镜专业教学标准》(简称《标准》)，在全国验光与配镜职业教育教学指导委员会(简称"行指委")直接指导下，经过广泛的调研论证，成立了全国中等职业学校眼视光与配镜专业教材建设评审委员会，启动了全国中等职业学校眼视光与配镜专业第二轮规划教材修订工作。

为了全方位启动本教材的建设工作，经过了一年多调研，在卫计委和验光与配镜行指委的领导下，于 2015 年 4 月正式启动了本轮教材的编写工作。本轮教材的编写得到了广大眼视光中职院校的支持，涵盖了 14 个省、自治区、直辖市，28 所院校及企业，共约 60 位专家、教师参与编写，充分体现了教材覆盖范围的广泛性，以及校企结合、工学结合的理念。

本轮眼视光与配镜技术专业规划教材与《标准》课程结构对应，含专业核心课和专业选修课。专业核心课教材共 6 种，将《标准》中的验光实训和定配实训内容分别并入《验光技术》和《定配技术》教材中；考虑到眼视光与配镜技术专业各中职院校教学情况的差别，以及各选修课的学时数量，经过评审委员会讨论后达成一致意见，增加 2 门专业选修课教材《眼病概要》和《人际沟通技巧》，其中《眼病概要》含全身疾病的眼部表现内容。

本套教材力求以学生为中心，以学生未来工作中会面临的任务和需要的能力为导向，适应岗位需求、服务于实践，尽可能贴近实际工作流程进行编写，并以"情境"和"任务"作为标题级别，代替传统的"章"和"节"。同时，在每一"情境"中设置"情境描述""知识准备""案例"等模块，将中高职衔接的相关内容列入"知识拓展"中，以达到"做中学"、学以致用的目的。同时为方便学生复习考试，增加"考点提示"，提高学生的考试复习效率和考试能力。

本系列教材《验光技术》《定配技术》《眼镜门店营销实务》《眼视光基础》《眼镜质检与调校技术》《接触镜验配技术》6本核心教材和《眼病概要》《人际沟通技巧》2本选修教材将于2016年全部出版。

2015 年 10 月

第1版前言

中等职业学校眼视光与配镜专业的基本任务是培养具有牢固专业基础理论、基本知识和基本技能,具有较强的专业实践动手能力、分析问题和解决问题能力,具有立业和创业、审美和创造美等综合职业能力的眼视光与配镜专门人才;培养毕业后既能从事眼镜验光、配镜业务,又能协助临床眼科医生开展眼视光工作和初级眼保健工作的复合型眼视光技术人员。

为实现上述培养目标,全国验光与配镜职业教育教学指导委员会、人民卫生出版社组织编写了这套全国中等卫生职业教育眼视光与配镜专业"十二五"规划教材,从此,结束了全国中等卫生职业学校眼视光与配镜专业长期没有规划教材的历史。

"眼病概要"为眼视光与配镜专业的重要课程,对学生职业能力的培养和职业发展起主要支撑或明显促进作用,是培养"医工结合型"眼视光与配镜技能人才的重要支柱。本教材在编写过程中坚持"贴近学生、贴近岗位、贴近社会"的基本原则,以学生认知规律为导向,以培养目标为依据,体现"实用为本,够用为度"的特点,注重对基础知识、基本理论、基本技能的阐述,力求构建思想性、科学性、先进性、启发性和适用性相结合的"眼病概要"课程内涵。

三年制眼视光与配镜专业"眼病概要"总学时为36学时,是专业选修课,在教学学时安排上可根据各学校的具体情况而定。本教材课后目标测试均为单项最佳选择题。

本教材适用于中等卫生职业教育眼视光与配镜专业使用,也可作为眼镜验光员、定配工培训教材。

本教材在编写过程中,得到了大理护理职业学院的大力支持。各参编老师做了大量工作,在此一并表示诚挚的谢意。

由于编者水平有限,编写时间较短,本教材难免有不足和错漏之处,恳请广大读者给予批评指正。

王增源

2016 年 4 月 5 日

目　录

第一章
眼科常见症状及体征

学习目标

掌握:视力下降、视疲劳、眼部充血常见原因;红眼的临床意义和眼部充血的鉴别。

熟悉:眼科常见症状体征的分类、表现形式、临床特点及临床意义,能熟练辨别各种症状体征。

了解:各种症状体征的发生机制及其危害。

眼是人体从外界获得信息最重要的感觉器官。由于眼结构精细,一旦发生病变,一般症状、体征都突出。症状指患者陈述的主观异常感受或改变;体征指医生检查到客观存在的形态结构和功能的异常。眼科患者常见症状大致分为视功能障碍、感觉异常、外观异常三类;常见体征包括眼部充血、出血、分泌物、角膜混浊、眼压升高、浅前房等。

1. 视功能障碍 常见视力下降,还有视野缺损、色觉异常、夜盲与昼盲、视物变形、闪光感与幻视、视疲劳、飞蚊症、虹视、雾视、复视、立体视觉障碍等。

2. 感觉异常 包括眼痛、痒、灼热、异物、干涩感、畏光、流泪、溢泪、眼疲劳、眼睑沉重感、睑痉挛等。

3. 外观异常 包括眼红、畸形、角膜结膜水肿、乳头、滤泡、瘢痕、眼部分泌物、肿物、角膜、房水混浊、白瞳征、眼球位置、大小、运动异常、瞳孔变形等。

因眼功能与位置特殊,任何眼部症状体征都可能给患者带来极大困扰。1973年,世界卫生组织规定:较好眼矫正视力低于0.3为低视力,低于0.05或视野小于10°为盲。低视力或盲将直接影响工作学习,造成生活能力低下,饮食起居自理困难,并引起抑郁、悲观、恐惧等心理障碍,甚至丧失生活信心。眼科各症状、体征的发生、发展、演变可反映眼病性质和转归,熟悉并熟练辨别眼科症状、体征,了解其发生机制、临床特点及临床意义,能为眼科疾病学习奠定扎实的理论基础,也可为疾病诊断提供思路。详细询问病情,密切跟踪观察,及时分析,准确判断,正确拟定并调整治疗方案,认识其可能带来的危害,进一步指导患者了解病情,避开危险因素,避免发生意外,减轻心理负担,这些都离不开对眼科症状体征的学习。

第一节　视功能障碍

病例

顾客,女,17岁,学生,因"双眼进行性视力下降2年"来医院视光中心检查,2年前视力正常,无眼痛等不适。

请问:应对顾客进行哪些检查?

眼的功能主要是"视",包括形觉、色觉、光觉、立体觉等。视功能障碍是眼科患者最敏感的表现,通过视功能检查(视力检查、视野检查、色觉检查、暗适应检查、立体视觉检查等)可以跟踪观察视功能障碍性质、程度、发展变化,对于判断病情严重程度、发展转归和治疗疗效有重要临床意义。

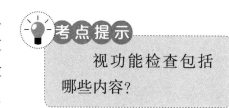

考点提示

视功能检查包括哪些内容?

一、视力下降

视力即视敏锐度,指眼分辨精细程度的能力,主要反映黄斑区功能,包括远、近视力。远视力指5m或5m以外视力,正常为5.0(标准对数视力表);近视力指阅读视力,正常为1.0/30cm。视力下降是眼科疾病最主要症状,不管是病理或生理因素,还是局部或全身病因,任何与视觉形成相关的组织发生病变,均可出现视力下降。应详细询问病史,了解发生及持续时间、单眼或双眼、轻重缓急及伴随症状。

(一)突然视力下降

最常见原因是眼急性缺血,可表现为一过性或持久性。

1. 一过性的视力下降　指瞬间的视力改变,表现从轻度模糊到黑矇,持续数秒到数分钟,通常1小时内恢复,可单眼或双眼,一般因短暂的眼部缺血:①眼部疾病:如视网膜中央动脉痉挛、视盘水肿、急性闭角型青光眼前驱期;②全身因素:一过性脑缺血、椎基底动脉供血不足、体位性低血压、脱水、饥饿、过度疲劳、突然精神强刺激、癔症等。

2. 持久性突然视力下降　指几小时或几天内视力急剧下降至眼前指数或手动,甚至光感消失。病因多为眼部病变,多表现为单眼视力下降,双眼发病者可先后或同时发生。

(1)眼部缺血:多表现单眼突然无痛性视力下降,伴视野缺损。①视网膜缺血:视网膜动、静脉阻塞等;②缺血性视神经病变;③视网膜出血或玻璃体积血:如糖尿病视网膜病变,特别是黄斑部出血,会导致视力严重减退。

(2)眼部炎症和闭角型青光眼急性发作:伴眼痛、眼红,炎症常见角膜炎和急性虹睫炎、眼内炎等。

(3)眼部其他急性病变:角膜水肿、角膜溃疡穿孔、视网膜脱离、眼外伤等。

(4)视神经病变和全身因素:突然双眼视力低下要考虑视神经炎或药物中毒等。①视神经病变:特别是遗传性疾病,如 Leber 视神经病变、脱髓鞘脑脊髓炎;球后视神经炎致视力下降而眼部检查正常。②全身因素:中毒性弱视、颅脑外伤、尿毒症、癔症、伪盲等。

(二) 渐进性视力下降

随病情发展,视力逐渐下降,病程达数周、数月或数年。

1. 无痛性渐进性视力下降　可由眼部或全身性疾病引起。

(1) 屈光不正与老视、弱视:屈光不正一般有视力下降,加小孔镜可提高视力,通过镜片可矫正视力。近视是青少年视力下降最常见的原因,典型表现为远视力下降,近视力正常;远视力好、近视力差可能为中度远视、老视;高度近视、高度远视、散光,则远、近视力均差。弱视视力下降且不能矫正。

(2) 屈光间质混浊:白内障最常见,其他如角膜变性、玻璃体混浊。

(3) 开角型青光眼、慢性闭角型青光眼:伴有特异性的视野损害。

(4) 慢性视网膜视神经病变:视网膜视神经病变一般无明显疼痛,如年龄相关性黄斑变性、黄斑水肿、慢性球后视神经炎。

(5) 全身性疾病:如高血压、糖尿病、脑肿瘤、脑炎脑膜炎、白血病,通常影响双眼。

2. 伴眼痛的渐进性视力下降　见于眼部慢性炎症,如角膜炎、慢性葡萄膜炎、眼内炎、全眼球炎、眶蜂窝织炎。

(三) 相对稳定的视力低下

1. 先天异常　大、小眼球,扁平、球形或圆锥角膜,先天性角膜变性,虹膜缺损,先天性白内障,视网膜色素变性等。

2. 陈旧性病变　角膜白斑、外伤性白内障、绝对期青光眼、视网膜脉络膜视神经萎缩、眼球萎缩、中毒或尿毒症引起皮质盲等可致视觉丧失。

二、视野缺损

视野是一眼固视正前方所能见到的空间范围,反映周边视网膜功能。一般单侧视野缺损病变在视交叉前,如青光眼、视网膜、视神经、脉络膜疾病等;双侧则病变在视交叉或视交叉后。视野缺损表现形式复杂多样,视路不同部位损害出现不同特征性视野改变,不同视野缺损对于判断损害部位有一定临床指导意义。主要表现形式有:

1. 向心性视野缩小　呈 360° 周边视野均匀缩小,严重者呈管状视野。见于青光眼晚期、视网膜色素变性等。

2. 局限性视野缺损　常见偏盲,即 1/2 视野缺损,如垂体瘤(视交叉损害)出现双颞侧偏盲;不规则视野缺损常见于视网膜视神经病变,也可见于屈光异常,如高度近视、高度远视、配戴高度屈光眼镜;其他如象限盲(1/4 视野缺损)、扇形视野缺损等。

3. 生理盲点扩大　生理盲点纵径>9.5° 或横径>7.5°,可见于视盘水肿、青光眼、高度近视等。

4. 暗点　有不同表现形式,如中心暗点、哑铃状暗点、鼻侧阶梯、旁中心暗点、弓形暗点、环形暗点,常见于青光眼、视网膜视神经病变等。

三、视物变形

指看到的物像比实际变大、变小,分别称视物显大症、视物显小症,因黄斑锥细胞堆集(如视网膜萎缩)或分散(如视网膜水肿、肿瘤)引起,常伴扭曲失真。可见于:

1. 黄斑病变 如中心性浆液性脉络膜视网膜病变、糖尿病性视网膜病变、高度近视等。

2. 视网膜脱离及视网膜脉络膜肿瘤。

3. 屈光改变 矫正高度屈光不正或无晶状体眼配戴高度数眼镜,如戴凹球镜后视物变小,戴凸球镜则视物变大;角膜不规则散光会出现视物变形。

四、色觉异常

指辨别颜色的能力异常,常见有色觉障碍,反映锥细胞功能。

1. 色觉障碍 锥细胞分别含感红、绿、蓝光三种色素,一般认为,缺乏某感光色素即可出现颜色分辨困难,叫作色觉障碍。按程度分,轻度为色弱,不能分辨为色盲。色盲有红色盲、绿色盲、蓝色盲和全色盲,以红绿色盲最常见。病因多为先天性遗传,属性连锁隐性遗传病,有遗传倾向。男性多,一般双眼对称,视力正常而辨色力异常;也可为后天性黄斑及视路病变所致,与性别无关,一般单眼发病。

2. 色视 指将不应有某颜色的物体看成该颜色,就像透过滤光片看物体。如白内障摘除后、人工晶状体植入者出现蓝视,重度前房积血、玻璃体积血有红视,某些药物如口服驱虫药山道年出现黄视,洋地黄中毒可出现黄视、绿视或白视等。

五、光适应异常

表现为夜盲与昼盲。

1. 夜盲 指在暗处视力下降、暗适应差,主要因杆细胞病变。见于周边视网膜脉络膜视神经病变、维生素 A 缺乏等。

2. 昼盲 明亮处视力下降,而暗视觉相对保留,故患者觉得明亮处视力更差。主要因锥细胞功能不良,另与中央性屈光间质混浊、屈光性手术后眩光、轴性视神经炎等有关。

六、闪光感

指无光刺激而眼前频繁出现闪烁亮光,闭目转动眼球也可见,暗处更明显。常见原因:

1. 视网膜机械刺激 视网膜脱离前驱期、玻璃体液化和后脱离、出血性眼底病玻璃体机化牵拉、眼钝挫伤。

2. 神经、精神刺激 如偏头痛、低血糖、过度疲劳。

七、视疲劳

常表现为长时间、近距离用眼后,出现眼球及眼周不适、酸胀、疼痛、干涩、烧灼感、异物感、视物模糊、注意力不集中等症状,重者出现头痛、恶心呕吐、眩晕和全身不适,一般适当休息后症状缓解。长期视疲劳可出现慢性结膜炎、睑缘炎、反复发作的睑腺炎。其病因较复杂,与调节和集合功能不协调、眼肌过度紧张痉挛等有关。

1. 眼部视觉系统缺陷

(1)屈光不正:远视、近视、散光未及时矫正或矫正不合适,由于调节集合不协调而处于经常调整状态,产生调节性疲劳。常见于中高度近视、中低度远视、轻度散光尤其是远视散光、混合散光,看远或看近需动用很大调节力,使睫状肌过度疲劳。双眼屈光参差>2.5D时,双眼成像不等,也会过度调节引起眼疲劳。

(2)斜视、隐斜:为维持双眼单视,可出现眼内、外肌不协调的收缩,眼肌肌力的不平衡,物像融合困难等导致视疲劳,尤其外隐斜。

(3)老视:晶状体老化,调节功能降低,看近物时过度调节。

(4)眼部疾病:如眼表炎症、干眼、上睑下垂、屈光间质病变等引起视物不清,亦可发生眼疲劳。

2. 其他 与环境、精神心理、全身疾病等有关。如照明过强、过弱,反光或光源闪烁,字迹太小、模糊或对比度不够等;长时间近距离工作,如视频终端综合征,尤其走路、乘车看手机;还可能与压力、焦虑、紧张情绪、身体虚弱、睡眠不足、烟酒过度等有关。

八、飞蚊症

指眼前出现形态、浓度各异,数量不等的黑影,可随眼球活动而移动,眼球静止时仍呈漂浮状,因玻璃体混浊投影到视网膜形成阴影所致。分为生理性和病理性两类。

1. 生理性 临床较多见,一般不影响视力。见于老年人玻璃体变性,漂浮物时有时无,数量、形态、浓度较稳定,亮处较明显,暗处不明显或消失。检查无玻璃体混浊及其他眼部病变。

2. 病理性 占少数,起病较突然,漂浮物较浓密,可短期内数目突然增多,在暗处也有,眼部检查有玻璃体混浊,可以影响视力。应全面仔细检查以明确漂浮物性质、位置及来源,以免误诊、漏诊。常见原因:

(1)炎症 后葡萄膜炎等引起玻璃体混浊。

(2)眼外伤、糖尿病等导致玻璃体积血。

(3)玻璃体后脱离、玻璃体液化、视网膜脱离,与高度近视、无晶状体眼等有关。

九、虹视

就像注视电灯泡、烛光等明亮光源时,见到周围色彩缤纷的光圈,是由于屈光间质异

常引起光散射,光分解产生光晕效应。见于:

1. 角膜因素 如长时间配戴角膜接触镜、青光眼早期眼压升高,可引起角膜水肿,另角膜表面分泌物、营养不良等。

2. 晶状体因素 晶状体水隙形成、白内障特别是核性白内障。

十、复视

复视指注视一物时看到两个物像,且两物像不重叠。生理性复视的两个物像清晰度和色彩一致。病理性复视一像清晰,一像模糊。病理性复视可为双眼或单眼复视。

1. 双眼复视 双眼视出现复视,遮盖一眼后消失。常为眼外肌麻痹的主要症状。见于斜视、斜视矫正术后、视中枢病变、眼球突出双眼视轴不能集合在一个焦点、所戴镜片的光学中心与瞳距不符导致三棱镜效应而使影像移位。

2. 单眼复视 遮盖一眼复视仍不消失,临床少见。主要由角膜或晶状体分散光线导致,如严重角膜不规则散光、重瞳、晶状体不全脱位、初发期白内障。

十一、立体视觉障碍

立体视觉指双眼对物体三维特性的感知,以视网膜像位差和双眼单视为基础,是双眼视功能完善的重要标志。立体视觉障碍表现为不能精确判断物体的高低、深浅、凸凹、远近等,一般见于斜视、弱视、眼外伤、白内障、双眼屈光参差较大等。

第二节 眼部分泌物

正常人的眼部分泌物主要为泪腺、睑板腺、眼表细胞分泌的黏液及脱落的眼表上皮细胞等。大多为透明或淡白色,平常不易察觉。由于分泌物量小,并可及时从泪道排出,不会引起眼部不适。眼部异常分泌物的性状、颜色、量和成分常提示感染性质和病原微生物类型,有助于疾病诊断与鉴别(表 1-1)。

表 1-1 眼部异常分泌物鉴别诊断

分泌物性状	常见病
白色泡沫状	睑板腺分泌旺盛、慢性卡他性结膜炎
眦部黏性分泌物	眦部睑缘炎
膜或假膜	假膜:假膜性结膜炎。真膜:白喉棒状杆菌感染
浆液性或水样	病毒性角结膜炎、早期泪道阻塞、轻微外伤等
黏稠丝状	干眼和急性过敏性结膜炎病人
脓性	细菌感染、化脓性泪囊炎

续表

分泌物性状	常见病
大量脓性	高度提示淋球菌性结膜炎,俗称"脓漏眼"
黏脓性	慢性过敏性结膜炎、沙眼
淡粉色或明显的血红色	眼外伤、急性病毒性感染

第三节 眼红与眼部充血

眼红是眼科患者最常关注的症状之一,也是重要体征,多提示有炎症。观察其部位、颜色、形态、移动性等特征是指导眼病诊断和鉴别诊断、拟定治疗方案的重要内容。

1. 眼周皮肤发红:可见于眼睑、泪器炎症和过敏性反应、眼外伤。

2. 眼球表面发红:可能是眼部充血、出血或新生血管形成。

(1) 充血 可分为:球结膜充血、睫状充血、混合充血三种。应注意结膜充血和睫状充血的鉴别(表1-2)。

表1-2 结膜充血与睫状充血的鉴别

	结膜充血	睫状充血
血管起源	浅表结膜血管	角膜缘深层血管
颜色	鲜红	深红
充血部位	穹窿处更明显	角膜缘周围更明显
血管轮廓形态	轮廓清楚,呈树枝状、网状	模糊不清,呈放射状
分泌物	多,黏液性或脓性	少或无
1‰肾上腺素滴眼	消失	不消失
移动性	可随球结膜移动	不移动
常见疾病	结膜炎	角膜炎、青光眼急性发作

1) 球结膜充血:指睑结膜、穹窿部结膜及距角膜缘4mm以外的球结膜血管充血,是结膜炎最基本的体征,也可见于过度用眼等。

2) 睫状充血:当角膜、巩膜或虹膜睫状体发炎时,角巩缘深层血管扩张形成睫状充血,一般见于角膜炎、巩膜炎、虹膜睫状体炎、闭角型青光眼的急性发作期、眼外伤等。

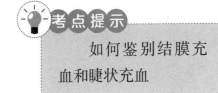

考点提示

如何鉴别结膜充血和睫状充血

3) 混合充血:是指结膜充血和睫状充血同时存

在,一般提示病情严重。见于角膜实质炎、急性虹睫炎、眼外伤或青光眼等。

(2)出血 主要为结膜下出血,有时见前房积血等。结膜下出血常为自发性,单眼多,呈点状、斑片状、块状或弥漫性,患者多无不适,但应引起高度重视,如老年人毛细血管脆性增加,剧烈咳嗽、呕吐和严重便秘、用力揉等均有可能导致,一般无病理意义。也见于眼外伤、病毒性结膜炎、球结膜下注射后、高血压、动脉硬化、糖尿病、坏血症、血液病、疟疾等。

(3)新生血管 如沙眼出现垂帘状角膜血管翳。

第四节 疼 痛

眼部疼痛往往提示眼病性质、部位、严重程度,由于疾病复杂性及个体差异,患者关于疼痛体验、耐受、描述不尽相同。一般眼表轻度病变引起异物感、烧灼感、刺痛;深部严重的病变引起深部疼痛、胀痛。

一、异物感

提示眼表异物或轻度病变,如结膜炎、异物、角膜上皮缺损、睑缘炎、倒睫等。

二、烧灼感

也是眼表轻度刺激反应,见于眼表炎症、轻度化学伤、干眼、屈光不正、视疲劳等。

三、眼痛

可由眼及邻近器官组织或全身性病变引起,剧烈眼痛可沿三叉神经向同侧头面部放射。

1. 眼睑痛 多因眼睑、泪器炎症或外伤所致,可有明显的局部红肿。带状疱疹引起的睑皮炎可有剧烈疼痛(在皮炎出现前数日可有剧烈球后疼痛,有的老年患者治愈后仍表现球后剧痛)。

2. 眼眶痛 眼眶或眼邻近器官组织病变(如蝶窦炎)引起眼眶或眼球深部的疼痛。

3. 眼球痛 提示眼球病变,常伴压痛、眼红及不同程度视力下降。见于各种炎症、外伤和异物,如病毒性结膜炎、电光性眼炎引起刺痛,急性虹睫炎常致眼深部疼痛,青光眼急性发作引起剧烈眼胀痛,伴偏头痛,球后视神经炎在眼球转动时感到球后疼痛。

4. 伴有头痛的眼痛 见于严重眼部或全身性疾患,如急性闭角型青光眼、急性虹睫炎、眼球穿孔伤、眶蜂窝织炎、Behcet 病及三叉神经痛、偏头痛、高颅压、发热、中毒。屈光不正、老视、视疲劳或配戴眼镜不合适、长时间近距离工作后也出现眼胀痛伴轻度头痛。

第五节 畏 光

指不能耐受日常光刺激的感觉异常,眩目怕光、不敢睁眼,常伴流泪、睑痉挛。见于:

1. 眼前节炎症(如结膜炎、角膜炎)或异物、外伤刺激眼感觉神经。

2. 其他眼病 虹膜及瞳孔异常,如散瞳使进入眼内的光线过强;先天性青光眼、视疲劳、干眼、全色盲等。

3. 全身性因素 如偏头痛、甲状腺功能亢进(甲亢)、神经衰弱、白化症及麻疹、流感等传染病或在暗处待过久。

第六节 流泪与溢泪

患者都诉"流眼泪",应辨别是流泪还是溢泪。流泪是因泪液分泌过多,来不及从泪道排出而流出眼外,泪道是正常的;溢泪则是因泪道阻塞导致泪液溢出,而泪液分泌正常。

一、流泪

原因比较复杂,大概有以下几个方面:

1. 精神及理化刺激 忧伤、喜乐等情感刺激及风、沙尘、热浪、烟雾等理化刺激。

2. 神经刺激 司眼部感觉的三叉神经受刺激时引起流泪,如眼部异物、外伤、睑内翻、倒睫;调节泪液分泌的中枢神经和/或周围神经的刺激,如脑炎、脑膜炎、强光照射、蝶腭神经痛等;鼻黏膜的刺激也可通过三叉神经反射引起流泪。

3. 眼部炎症刺激 如角膜、结膜炎、虹睫炎、交感性眼炎。

4. 其他 干眼、泪腺本身病变、屈光不正和斜视、视疲劳、先天性青光眼等。

5. 鳄鱼泪 进食咀嚼时病侧流泪,多发生于面神经损伤后,如 Bell 面瘫。

6. 全身性疾病 如麻疹、百日咳、流感、甲亢、三叉神经痛等。

7. 药物作用 如有机磷中毒、汞中毒等,新斯的明也可使泪腺分泌增加。

二、溢泪

见于泪道结构和功能的异常,大致分为:

1. 泪道结构异常 泪小点外翻移位、闭塞或缺如,如老年性睑外翻、面瘫、外伤后泪点闭塞;泪道狭窄或阻塞,如急、慢性泪囊炎,以及新生儿泪囊炎、泪小管囊肿、眼睑外伤、先天性鼻泪管下端开口闭锁或鼻腔病变造成。

2. 泪道功能不全 虽然泪道通畅,但是如泪小管的毛细管虹吸功能异常、泪囊功能不全等,也可出现溢泪。迎风流泪可能与此有关。

第七节 干 眼

干眼与泪液质和量或动力学的异常导致泪膜不稳定有关,常表现为眼干涩感、异物感、烧灼感、痒、痛、畏光、眼红、视物模糊、易疲劳,有时表现为难以名状的不适、不能耐受有烟尘的环境等。病因有:

1. 泪液分泌不足 由于泪腺和结膜腺分泌功能异常,见于泪腺疾病、干燥综合征、结膜瘢痕(如沙眼、眼烧伤,破坏杯状细胞和副泪腺,并阻塞泪腺排泄管,使泪腺排出受限)。

2. 泪液丢失过多 由于脂质层、眼睑位置或泪液动力学异常,使泪液蒸发过多,如视疲劳、长时间待在空调房、配戴角膜接触镜及视频终端综合征瞬目异常等。

第八节 白 瞳 症

指瞳孔区呈白色或黄白色反光,主要因瞳孔后的病变导致,常伴有严重的视力障碍。常见原因是白内障,还有眼内炎导致玻璃体混浊、视网膜母细胞瘤、早产儿视网膜病变、视网膜毛细血管扩张症(Coats病)、弓形虫病等。

第九节 眼球位置异常

角膜顶点突出外眶缘的高度称为眼球突出度。正常眼向正前方平视时,眼球突出度为12~14mm,两眼相差≤2mm。眼球的位置异常提示有眼眶病变或眶内组织(眼球外)容积的变化。

一、眼球突出

单侧常提示眶内或邻近组织炎症、肿瘤、血管畸形、外伤等局部病变,双侧多为全身性疾病所致。儿童双侧多见,成人单侧多见。

1. 全身性疾病 甲状腺相关性免疫性眼病(Graves病)是成人眼球突出最常见原因,还有垂体性突眼(又称恶性突眼)、白血病、淋巴瘤等。

2. 局部病变 可因眼眶或鼻窦炎症、肿瘤、眶内血管异常、眶骨骨折、肿瘤、畸形等引起。突然发生的突眼考虑眶内出血或气肿致眶压突然升高;炎性突眼如眶蜂窝织炎常伴有局部红肿热痛和眼球运动障碍;占位性多为良性,引起一侧慢性进行性突眼,视力正常或下降,眼球运动多无障碍,常见海绵状血管瘤。高度眼球突出可致暴露性角膜炎。

3. 假性突眼 指角膜葡萄肿、高度轴性近视、先天性青光眼等解剖异常。

二、眼球内陷

指眶内组织(眼球外)的原因致眼球向眶内凹陷。应与眼球缩小(如先天性小眼球、眼球萎缩)区别开来,临床上比较少见。可发生于眶底骨折、老年性眶脂肪萎缩、眶肿瘤摘除术后、极度脱水、交感神经麻痹(如 Horner 综合征)。

第十节 眼球运动异常

一、眼球震颤

简称眼震,以眼球不自主运动为特征,表现有节律、不随意、往返持续,与眼球转动无关,常伴有低视力。两眼不遮盖时无眼震,而一眼遮盖时另一无遮盖眼出现眼震,叫作隐性眼震。显性和隐性可同时并存。眼震方向分为水平性、垂直性、旋转性、斜动性和混合性,以水平性常见。眼震形式多表现为不自主地摆动或跳动。

1. 摆动性眼震 眼球自中点呈钟摆式向两侧摆动,幅度、速度两侧相等,没有快相、慢相之分,方向一般是水平或略带旋转。可见于先天性白内障、高度屈光不正、排字工等。

2. 跳动性眼震 往返速度不等,以慢相向一侧移动,再突然以快相向反方向急跳返回。常见于视动性眼球震颤等。

二、眼球运动障碍

指眼球运动的范围、速度受限,双眼运动协调性减弱,可表现为非共同性斜视。见于重症肌无力、先天或后天眼外肌病变、各种原因导致眼球运动神经麻痹或神经核病变;另眼眶骨折、眶内出血、肿瘤、眶后蜂窝织炎等可造成眼外肌活动受限。

第十一节 角 膜 混 浊

角膜一个重要特征是无色透明,是视功能的基础。角膜受损害后,出现灰白或乳白色混浊,称角膜混浊。混浊对视力的影响取决于其程度、范围与是否累及瞳孔区。常见于:

1. 角膜外伤 是主要原因,如角膜上皮擦伤、挫伤、异物、穿孔等,尤其是化学伤。

2. 角膜炎症 可由各种病原微生物引起,会导致不同程度的角膜混浊。伴有睫状充血、角膜染色等。

3. 角膜瘢痕 包括翳、粘连性角膜白斑、角膜葡萄肿等。翳指角膜在炎症和外伤修复过程遗留的瘢痕,按混浊程度分为角膜薄翳、角膜斑翳和角膜白斑。

4. 青光眼 眼压增高时,可出现普遍性角膜水肿,角膜呈雾状混浊。

5. 其他 角膜变性、营养不良、角膜水肿、角膜后沉着物、角膜新生血管等。

第十二节 瞳 孔 变 形

正常瞳孔直径 2.5~4mm,两侧等圆等大,位置居中,边缘整齐,对光反射和集合反射敏感、两侧同步。瞳孔变形指瞳孔形态或反应异常,应与瞳孔大小不等、固定、不对称区别。

1. 先天性瞳孔变形

(1) 永存瞳孔膜:胎儿期瞳孔膜残留,无色素,有伸缩性,通常不影响视力和瞳孔活动。

(2) 虹膜缺损:因胚胎裂闭合不全,多双眼对称,典型表现钥匙孔样瞳孔,缺损向下。

2. 后天眼部病变

(1) 虹膜炎:瞳孔缩小,对光反射迟钝或消失,继发虹膜后粘连出现梅花瓣状不规则瞳孔;若瞳孔在 360° 范围内发生后粘连,称为瞳孔闭锁;瞳孔区内沉积大量渗出物形成薄膜,覆盖在晶状体前表面,叫瞳孔膜闭,这些都可继发青光眼。

(2) 虹膜节段性萎缩:青光眼急性发作三联症之一。

(3) 其他:眼球钝挫伤后 "D" 字形瞳孔、眼压升高如青光眼椭圆形瞳孔、有的手术后出现瞳孔变形。

3. 神经性瞳孔异常 Horner 综合征因瞳孔开大肌瘫痪致瞳孔缩小;阿罗瞳孔为神经梅毒特有体征,因光反射路径受破坏引起瞳孔缩小,两侧不对称、不正圆,边缘不规则,对光反射消失,调节反射正常;埃迪瞳孔表现一侧瞳孔散大,对光反射和调节反射出现和恢复缓慢,视近反射为强直性收缩,然后缓慢散大,散大后保持数秒、1 分钟或更长。

●● 本 章 小 结 ●●

眼是人体最重要的感觉器官,结构精细复杂,与全身关系密切,相同的症状和体征可反映不同的疾病,不同的疾病可表现相同的症状和体征,因此,熟悉眼科常见症状及体征并予以鉴别,了解其发生机制、临床特点,能为眼科疾病学习奠定基础,也能为疾病的诊断、治疗提供思路。

 目标测试

一、问答题

1. 渐进性视力下降的常见原因有哪些?

2. 如何鉴别结膜充血和睫状充血?

二、选择题

1. 眼科患者最主要的症状是

A. 视力下降   B. 视野缺损   C. 视疲劳

D. 眼红   E. 眼痛

2. 青少年视力下降最常见的原因是

    A. 视网膜动脉阻塞   B. 角膜炎   C. 眼外伤

    D. 近视   E. 视神经炎

3. 突然视力下降伴眼痛的眼病不包括

    A. 急性虹睫炎   B. 视网膜中央动脉阻塞   C. 角膜炎

    D. 急性闭角型青光眼   E. 眼外伤

4. 下列不属于视功能障碍的症状是

    A. 视力下降   B. 飞蚊症   C. 复视

    D. 流泪   E. 色盲

5. 视交叉病变引起的视野缺损为

    A. 向心性视野缩小   B. 象限盲   C. 双颞侧偏盲

    D. 生理盲点扩大   E. 中心暗点

6. 关于色觉障碍,描述正确的是

    A. 色觉障碍叫色盲   B. 多属性连锁隐性遗传病   C. 与性别无关

    D. 不遗传   E. 伴视力下降

7. 眼部黏液脓性分泌物多见于

    A. 细菌性结膜炎   B. 病毒性结膜炎   C. 过敏性结膜炎

    D. 睑板腺分泌旺盛   E. 眦部睑缘炎

8. 与睫状充血无关的是

    A. 角膜缘深层血管   B. 愈近角膜缘充血愈明显   C. 充血血管不移动

    D. 角膜炎   E. 急性结膜炎

9. 引起流泪的疾病有

    A. 面神经损伤   B. 慢性泪囊炎   C. 老年性睑外翻

    D. 面瘫   E. 泪道狭窄

10. 不符合干眼的临床表现为

    A. 视疲劳   B. 畏光   C. 异物感

    D. 不能耐受烟尘   E. 视野缺损

(郭玉林)

第二章
眼 睑 病

•• 学 习 目 标 ••

掌握:睑腺炎、上睑下垂的临床表现与治疗原则,以及与眼视光的联系。

熟悉:睑板腺功能障碍、内眦赘皮的临床表现和治疗原则,以及与眼视光的关系。

了解:睑板腺囊肿、睑缘炎、倒睫和乱睫、睑内翻、睑外翻、眼睑闭合不全的临床表现和治疗原则,以及与眼视光的关系。

眼睑分为上、下眼睑,覆盖于眼球表面,其功能在于保护眼球。反射性的闭睑动作,能有效防止理化、暴力等各种有害因素对眼球的损伤,通过瞬目运动不但可以及时除去黏附在眼球表面的尘埃和微生物,还能形成泪膜,保持眼表湿润、角膜光滑透明。睑缘前部的睫毛每3~5个月更新1次,其有遮挡灰尘和减少光线刺激的作用。眼睑皮下组织疏松,炎症时组织渗出液或外伤时血液已在此聚积,炎症反应也容易在此扩散。眼睑解剖结构和功能异常,导致眼睑病变,使其不能获得正常视力。眼睑常见疾病有炎症、位置和功能异常、先天性异常和肿瘤。

案例

余某,男性,5岁,因左眼视物不清,来眼镜店配镜。自诉左眼有先天性上睑下垂病史。检查结果如下:除左眼上睑位置较右眼低,无明显其他器质性病变。检查:(1)裸眼视力:右眼0.8,左眼0.15;针孔远视力:右眼1.0,左眼0.4;(2)眼位:角膜映光:正位;(3)注视性质:中心注视;(4)worth4点:双眼无明显抑制;(5)立体视检测:无。

请问:1. 验光配镜能否解决该顾客的视力问题?

2. 该顾客视力下降的原因是什么? 如何进行指导?

3. 先天性上睑下垂患儿如何预防弱视及视功能障碍的发生?

第一节 眼睑炎症

眼睑位于体表,易受微生物、风尘和化学物质的侵袭,发生炎症反应。眼睑各种腺体的开口大多位于睑缘和睫毛的毛囊根部,易发生细菌感染。睑缘是皮肤和黏膜的交汇处,眼睑皮肤和睑结膜的病变常可引起睑缘的病变。由于眼睑皮肤菲薄,皮下组织疏松,炎症时眼睑充血、水肿等反应显著。眼睑炎症常见的有以下几种:

一、睑腺炎

睑腺炎又称麦粒肿,是一种常见的眼睑腺体及睫毛毛囊的急性化脓性炎症。

【病因】

大多为葡萄球菌,特别是金黄色葡萄球菌感染眼睑腺体引起。如为睫毛毛囊或其附属的皮脂腺或变态汗腺感染,称为外睑腺炎;如为睑板腺感染,称为内睑腺炎。

【临床表现】

患处呈现红、肿、热、痛等急性炎症表现。疼痛程度常与水肿程度成正比。眼睑炎发生 2~3 天后,可形成黄色脓点。外睑腺炎向皮肤方向发展,局部皮肤出现脓点,硬结软化,可自行破溃(文末彩图 2-1)。内睑腺炎常于睑结膜面形成黄色脓点,向结膜囊内破溃,少数患者可向皮肤面破溃(文末彩图 2-2)。睑腺炎破溃后炎症明显减轻,1~2 天逐渐消退。

在儿童、老年人或患有糖尿病等慢性消耗性疾病的患者中,睑腺炎可在眼睑皮下组织扩散,发展为眼睑蜂窝织炎。可伴有发热、寒战、头痛等全身症状。若不及时处理,可引起败血症、海绵窦血栓等,危及生命。

【治疗原则】

1. 早期睑腺炎应给予局部热敷,每次 10~15 分钟,每日 3~4 次。每日滴用抗生素滴眼液 4~6 次,以便控制感染。

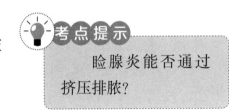

考点提示

睑腺炎能否通过挤压排脓?

2. 当脓肿形成后,应切开排脓。

3. 当脓肿尚未形成时不宜切开,更不能挤压排脓,否则会使感染扩散,导致眼睑蜂窝织炎,甚至海绵窦脓毒血栓或败血症而危及生命。

【本病与眼视光】

睑腺炎患者,如果局部肿胀明显而且居中,会因为闭眼时对角膜的压迫而引起暂时的散光。对于此类来店验光的顾客,可先不配镜。

二、睑板腺囊肿

睑板腺囊肿是睑板腺特发性无菌性慢性肉芽肿性炎症,又称霰粒肿。

【病因】

睑板腺出口阻塞,腺体的分泌物滞留在睑板腺内,对周围组织产生慢性刺激而引起。

【临床表现】

常见于青少年或中年人。多发生于上睑,也可上、下眼睑或双眼同时发生单个或多个,亦常见反复发作者,病程缓慢。

表现为眼睑皮下圆形肿块,大小不一,但与皮肤无粘连(图 2-3)。可有轻度炎症表现和触痛,但没有睑腺炎的急性炎性表现。若有继发感染,则形成急性化脓性炎症,临床表现同睑腺炎。

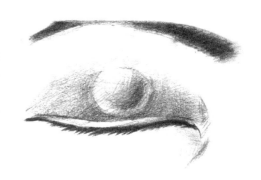

图 2-3　睑板腺囊肿

【治疗原则】

1. 小而无症状者无须治疗,待其自行吸收。

2. 大者可采用热敷或向囊内注射糖皮质激素促其吸收,如不消退,手术切除。

【本病与眼视光】

睑板腺囊肿肿块较大可压迫眼球,产生散光而使视力下降。对于此类来店验光的顾客,可先不配镜。

三、睑缘炎

睑缘炎是睑缘皮肤、睫毛毛囊及其腺体的亚急性、慢性炎症。

【病因】

临床上分三型:鳞屑性、溃疡性、眦部睑缘炎。鳞屑性者为睑缘的皮脂溢出所造成的慢性炎症,多由圆皮屑芽孢菌引起;溃疡性者是睫毛毛囊及其附属腺体的亚急性、慢性炎症,多由金黄色葡萄球菌引起;眦部睑缘炎主要发生于外眦部,多由莫 - 阿双杆菌引起。此外,睑缘炎常见发病诱因为屈光不正、视疲劳、隐斜、营养不良、不良卫生习惯等。

【临床表现】

1. 眼睑部有烧灼感,可有刺痒、刺痛。

2. 鳞屑性患者睑缘充血、潮红,睫毛根部可见鳞屑或痂皮(文末彩图 2-4);睫毛易脱,能再生;溃疡性患者睑缘有更多的皮脂,睫毛根部散布小脓疱,睫毛脱落后,不能再生,形成秃睫或乱睫,患病较久,可引起慢性结膜炎、睑缘肥厚变形、睑缘外翻、泪小点肿胀或阻塞、溢泪等;眦部睑缘炎患者表现为外眦部睑缘及皮肤充血肿胀,并伴有浸润糜烂,常伴有慢性炎症。

【治疗原则】

1. 早期轻型病例以眼液、眼膏及其他辅助药为主。长期不愈、屡发者可根据细菌培养、药敏试验选择相应有效药物。

2. 消除诱因,有屈光不正者验光配镜。

【本病与眼视光】

屈光不正、隐斜、视疲劳和不正确的用眼习惯等可能是睑缘炎发病的诱发因素,所以对睑缘炎患者,应询问其用眼习惯,检查其屈光状态,消除诱因。

第二节 眼睑位置及功能异常

眼睑的正常位置是眼睑与眼球表面紧密接触,形成一个毛细间隙,使泪液能吸附在这一毛细间隙中,随着瞬目动作向内眦流动,同时润泽眼球表面。上、下睑睫毛向前上、下方整齐排列,阻挡尘埃、汗水等侵入眼内。在内眦部的上下泪小点,依靠在泪阜基部,以保证泪液顺利导入。一旦这些解剖关系发生异常,不但无法完成正常的生理功能,还会对眼球带来危害。

一、上睑下垂

上睑下垂系指提上睑肌和 Müller 平滑肌的功能不全或丧失,以致上睑呈现部分或全部下垂,轻者遮盖部分瞳孔,严重者瞳孔全部被遮盖,造成弱视。为了克服视力障碍,双侧下垂者,因需仰首视物,形成一种仰头皱额的特殊姿态。

【病因】

可分为先天性上睑下垂和获得性上睑下垂。前者主要原因是提上睑肌或动眼神经核发育不全所致,可为常染色体显性或隐性遗传。后者见于提上睑肌损伤、交感神经疾病、动眼神经麻痹、重症肌无力及眼睑炎症肿胀、占位性病变等。

【临床表现】

1. 先天性上睑下垂 常伴有眼球上转运动障碍。如瞳孔被眼睑遮盖,患者常需仰头视物而在额部形成较深的横行皱纹(图 2-5)。时间久且程度重者可有视力障碍或出现弱视。

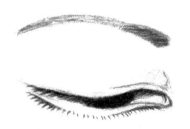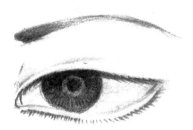

图 2-5 先天性上睑下垂

2. 获得性上睑下垂 多伴有其他症状或有相关病史:如伴有其他眼外肌麻痹,应考虑动眼神经麻痹;若有外伤史,应考虑提上睑肌损伤。重症肌无力所致的上睑下垂特点是:晨轻暮重,注射新斯的明后症状明显减轻;颈交感神经麻痹可出现 Horner 综合征。

【治疗原则】

1. 先天性上睑下垂影响视力者,应尽早手术。

2. 获得性上睑下垂,应先进行病因治疗或药物治疗,无效时考虑手术。

3. 已发生弱视者,手术后应进行弱视相关训练和矫治。

【本病与眼视光】

上睑下垂遮盖瞳孔可造成形觉剥夺性弱视。上睑已遮挡瞳孔者,应尽早进行手术,尤其是单眼患儿,手术时间不超过 2 岁,若发生弱视或双眼视功能障碍,应及时进行视觉训练。上睑下垂在瞳孔上缘,未发生弱视者,可以在 13 岁以后手术。

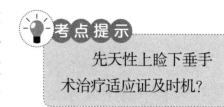

考点提示

先天性上睑下垂手术治疗适应证及时机?

二、睑板腺功能障碍

睑板腺功能障碍(MGD)在油性皮肤及年老者中十分常见,是蒸发过强型干眼的主要原因。

【病因】

睑板腺分泌的睑板腺脂质构成异常,增加黏度阻塞导管,从而为细菌繁殖提供所需底物。表皮葡萄球菌可以分解睑板腺脂质,形成的代谢产物刺激睑缘,加重 MGD 患者的眼部不适症状。

【临床表现】

睑板腺功能障碍多见于老年人,无明显性别差异,发病率在寒冷地区高于温暖气候地区,症状无特异性,包括眼红、眼部烧灼感、异物感、干燥感,刺激感、痒、视疲劳、视力波动、流泪等。

睑缘增厚,可伴有红斑、过度角化等体征,睑缘后层出现自后向前的永久性血管扩张,睑板腺开口有白色角质蛋白堵塞而凸起变形,挤压后分泌物呈泡沫样、颗粒样或牙膏样。病变进展时,睑板腺会有黄色的黏液样分泌物,持续多年后,睑板腺广泛萎缩。伴随体征有睑板腺囊肿、结膜结石、结膜充血、乳头增生、角膜点状着色等,严重者出现角膜血管翳、角膜溃疡与睑外翻(文末彩图 2-6)。

【治疗原则】

1. 眼睑的物理清洁 注意眼睑卫生。可热敷眼睑数分钟软化睑板腺分泌物,随后将手指放于眼睑皮肤面相对睑板腺的位置,边旋转边向睑缘方向推压,以排出分泌物。可用无刺激性的香波或专用药液如硼酸水溶液清洗局部眼睑缘和睫毛。

2. 口服抗生素 四环素或红霉素,8 岁以下儿童、孕妇及哺乳期妇女慎用。

3. 局部药物的应用 包括治疗睑缘炎的抗生素眼液、短期糖皮质激素眼液、不含防腐剂的人工泪液、雄激素等。

【本病与眼视光】

1. 视频显示终端的广泛应用,如电脑、平板电脑、手机、游戏机等电子设备,是造成睑板腺功能障碍的一大主要原因。所以对睑板腺功能障碍的顾客,除验光配镜外,应严格控制其使用电子设备的时间。

2. 睑板腺功能障碍患者,可能因为泪膜完整性破坏、角膜脱水实质层变薄、角膜病变引起的不规则散光、角膜斑翳等因素导致视力下降。对于此类顾客,可详细介绍配镜后视力提升不明显的原因。对于角膜病变引起的不规则散光,建议配戴硬性角膜接触镜。

三、倒睫和乱睫

倒睫是指睫毛向后生长,乱睫是指睫毛不规则生长。两者都可致睫毛触及眼球。

【病因】

凡能引起睑内翻的各种原因,均能造成倒睫,如沙眼、睑缘炎、睑腺炎、睑外伤或睑烧伤等,瘢痕形成,牵引睫毛倒向眼球。乱睫也可由先天畸形引起。

【临床表现】

倒睫多少不一,有时仅 1~2 根,有时一部分或全部睫毛向后摩擦角膜。患者常有眼痛、流泪和异物感。由于睫毛长期摩擦眼球,导致结膜充血、角膜浅层混浊、血管新生、角膜上皮角化、角膜溃疡等(图 2-7)。

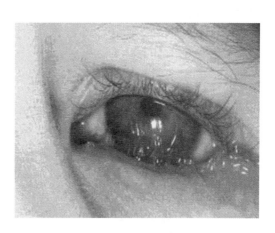

图 2-7　倒睫

【治疗原则】

对异常睫毛,可以拔除、电解或冷冻。睫毛较少,可直接拔除。因睫毛在 2~3 周会再生,较彻底的方法为在显微镜直视下切除毛囊,也可用微型冷冻器对切开的毛囊进行冷冻。对数量较多或密聚的倒睫,应行睑内翻手术矫正。

【本病与眼视光】

1. 婴幼儿的倒睫有时很隐蔽,易于被误诊。婴幼儿睫毛柔软,一般不会损伤角膜,但伴随年龄增长,睫毛变硬,倒睫摩擦角膜,会使视力受损。应尽早手术干预。

2. 青少年儿童若出现倒睫和乱睫,睫毛长期刺激角膜,或眼球受到一定眼部刺激症状使眼睑痉挛、眯眼,会影响到角膜的正常发育,出现散光等问题。对于来店配镜的青少年,若发现其经常眯眼,应仔细检查是否有倒睫和乱睫。

四、睑内翻

睑内翻指眼睑特别是睑缘向眼球方向卷曲的位置异常。当睑内翻达一定程度时,睫毛也倒向眼球,刺激角膜。因此,睑内翻和倒睫常同时存在。

【病因】

本病常见为先天性睑内翻、痉挛性睑内翻、瘢痕性睑内翻。

1. 先天性睑内翻　多见于婴幼儿,女性多于男性,常见病因有内眦赘皮、睑缘部轮匝肌过度发育、睑板发育不全、睑板发育不良、小眼球、下睑赘皮等(文末彩图 2-8)。

2. 痉挛性睑内翻　多发生于下睑,常见于老年人,又称老年性睑内翻。由于下睑缩肌无力,眶隔和下睑皮肤松弛失去牵制睑轮匝肌的收缩作用,以及老年人眶脂肪减少,眼睑后面缺少足够的支撑所致。急性痉挛性睑内翻是由于各种因素刺激(如结膜炎、结膜异物、角膜炎、长期包扎绷带等)引起眼轮匝肌,特别是近睑缘的轮匝肌反射性痉挛,导致睑缘向内倒卷形成睑内翻。

3. 瘢痕性睑内翻 上下睑均可发生。由睑结膜及睑板瘢痕性收缩所致,常伴倒睫。沙眼、结膜烧伤、结膜天疱疮等可引起此病。

【临床表现】

患者有畏光、流泪、刺痛、眼睑痉挛等症状。倒睫摩擦角膜,角膜上皮可脱落,荧光素弥漫性着染。继发感染,可发展为角膜溃疡。长期不愈,则角膜有新生血管,并失去透明性,引起视力下降。

【治疗原则】

1. 先天性睑内翻 随年龄增长,鼻梁发育,可自行消失,因此不必急于手术治疗。如果患儿已 5~6 岁,睫毛仍然内翻,严重刺激角膜,可考虑手术治疗。

2. 老年性睑内翻 可行肉毒毒素局部注射。如无效可手术切除多余的松弛皮肤和切断部分眼轮匝肌纤维。对急性痉挛性睑内翻应积极控制炎症。

3. 瘢痕睑内翻 必须手术治疗,可采用睑板楔形切除术或睑板切断术。

【本病与眼视光】

1. 先天性睑内翻随年龄增长、鼻梁发育,可自行消失。但伴随年龄增长,睫毛变硬,倒睫摩擦角膜,会使视力受损,应尽早手术治疗。

2. 老年性睑内翻会引起睑裂变形变窄,呈现"三角眼、八字眼"形态,影响美观;重者遮盖视野,出现视野缺损甚至视力下降。对于此类来店顾客,除常规验光配镜外,可建议其手术治疗。

3. 对于瘢痕性睑内翻的顾客,应告知验光配镜不能完全解决问题,不经手术不可能治愈,延误治疗只能对角膜造成更大的损害。

五、睑外翻

睑外翻是指眼睑向外翻转离开眼球,睑结膜常不同程度地暴露在外,常合并睑裂闭合不全。

【病因】

本病常见为老年性睑外翻、瘢痕性睑外翻、麻痹性睑外翻。

1. 老年性睑外翻

仅见于下睑,由于老年人的眼轮匝肌功能减弱,眼睑皮肤及外眦韧带也较松弛,使睑缘不能紧贴眼球,下睑本身重量下坠而外翻(文末彩图 2-9)。

2. 瘢痕性睑外翻

眼睑皮肤面瘢痕性收缩所致。可由创伤、烧伤、化学伤、眼睑溃疡或睑部手术等引起。

3. 麻痹性睑外翻

仅见于下睑,可由面神经麻痹、眼轮匝肌收缩功能丧失、下睑本身的重量下垂等引起。

【临床表现】

轻度患者仅有睑缘离开眼球,伴有溢泪;重度患者睑缘外翻,部分或全部睑结膜暴露在外,常伴有结膜充血、分泌物增加、眼睑闭合不全、暴露性角膜炎或角膜溃疡。

【治疗原则】

1. 瘢痕性睑外翻须手术治疗。

2. 老年性睑外翻轻者应嘱其向上擦泪,以减少或防止外翻加剧,重者手术矫正。

3. 麻痹性睑外翻关键在于治疗面瘫,可用眼膏、牵拉眼睑保护角膜和结膜,或行暂时性睑缘缝合术。

【本病与眼视光】

睑外翻患者因角膜裸露易于发生角膜外伤、角膜炎、角膜白斑等,致使视力降低或失明。对于此类来店顾客,除常规验光配镜外,应告知需手术治疗。

六、眼睑闭合不全

眼睑闭合不全指上下眼睑不能完全闭合,导致部分眼球暴露,又称兔眼。

【病因】

面神经麻痹、眼睑轮匝肌麻痹、瘢痕性睑外翻;眼眶空寂与眼球大小的比例失调,如甲状腺相关性眼病(TAO)、先天性青光眼、角巩膜葡萄肿和眼眶肿瘤引起的眼球突出;全身麻醉或重度昏迷时可发生暂时性功能性眼睑闭合不全;少数正常人睡眠时,睑裂也有一缝隙,但角膜不会暴露,称为生理性兔眼。

【临床表现】

轻度患者因闭眼时眼球反射性上转(Bell现象),只有下方球结膜暴露,引起结膜充血、干燥、肥厚和过度角化。重度患者因角膜暴露,表面无泪液湿润而干燥,导致暴露性角膜炎、角膜溃疡。而且大多数患者的眼睑不能紧贴眼球,泪点也不能与泪湖密切接触,引起溢泪(文末彩图2-10)。

【治疗原则】

1. 病因治疗 针刺疗法可能对部分面神经麻痹患者有效。瘢痕性睑外翻者应手术矫正。甲状腺相关眼病眼球突出时可考虑对垂体及眼眶组织行紧急放射治疗,减轻组织水肿,制止眼球突出;否则可考虑眶减压术。

2. 按病因治疗,在病因未去除前,应及早采取有效措施保护角膜。

对轻度患者,可结膜囊内涂抗生素眼膏,然后牵引上下睑使之互相靠拢,再用眼垫遮盖。重症者行睑缘缝合术。

【本病与眼视光】

本病因眼睑不能闭拢,结膜、角膜暴露,上皮脱落,极易感染,发生角膜混浊、角膜溃疡、角膜穿孔而失明。对于此类顾客,应告知尽量湿润眼球暴露的部位,此外还需药物与手术治疗。

七、内眦赘皮

内眦赘皮是遮盖内眦部垂直的半月状皮肤皱褶,是一种比较常见的先天异常。

【病因】

在幼儿和亚洲人中较为常见,多为常染色体显性遗传,有的病例也无遗传关系。可能的病因是面部骨骼发育不良,使过多的皮肤形成皱褶。

【临床表现】

常为双侧,皮肤皱褶起自上睑,呈新月状绕内眦部走行,至下睑消失。少数患者由下睑向上延伸,称为逆向性内眦赘皮。患者鼻梁低平,捏起鼻梁皮肤,内眦赘皮可暂时消失。皮肤皱褶可遮蔽内眦部和泪阜,使部分鼻侧巩膜不能显露,常被误认为共同性内斜视,需用交替遮盖法仔细鉴别(文末彩图 2-11)。

本病常合并上睑下垂、睑裂缩小、内斜视、眼球向上运动障碍及先天性睑缘内翻。少数病例泪阜发育不全。

【治疗原则】

一般无须治疗,待鼻梁充分发育后,皱襞大多消失。如为美容需要,可行整形手术。如合并其他先天异常,应酌情手术矫正。

【本病与眼视光】

内眦赘皮常被误认为内斜视,此类患者被遮住鼻侧球结膜后,外观呈内斜视,但用斜视检查法如角膜映光、交替遮盖法等检查,均显示正位。

> **考点提示**
>
> 内眦赘皮与内斜视的鉴别?

●● 本 章 小 结 ●●

眼睑病为眼科常见多发病,本章要重点掌握睑腺炎、上睑下垂的临床表现与治疗原则,以及与眼视光的联系。眼睑内外翻要注意角膜保护以预防角膜炎发生,要认识到睑腺炎处理不当会引起眼眶蜂窝织炎及颅内海绵窦感染,并注意内眦赘皮与内斜视的鉴别。眼睑疾病要早防早治,避免并发症和后遗症的发生,对不能处理的患者要耐心解释、正确指导、及时转诊。

 目标测试

一、问答题

1. 睑腺炎的临床表现、治疗原则、治疗禁忌?

2. 先天性上睑下垂和眼视光有何密切联系、手术治疗适应证及时机?

3. 内眦赘皮与内斜视怎样鉴别?

二、选择题

1. 王某,男,21岁。因晨起发现睑缘睫毛根部有红肿硬结而就诊。经检查诊断为外睑腺炎。此病早期治疗措施正确的是

    A. 尽早切开排脓   B. 用针穿刺   C. 挤压排脓

    D. 局部冷敷   E. 局部热敷并涂眼膏

2. 李某,男,65岁。半年来反复出现睑板腺囊肿,医生建议术后标本送病理检查。此项检查的目的是排除

    A. 局部血肿   B. 病变组织残留   C. 睑板腺癌

    D. 瘢痕组织增生   E. 局部感染

3. 下列疾病需要早期热敷的是

    A. 沙眼   B. 睑内翻   C. 睑板腺囊肿

    D. 睑腺炎   E. 上睑下垂

4. 睑板腺囊肿治疗处理不包括

    A. 局部药物治疗   B. 局部挤压促使睑板腺口开放

    C. 热敷   D. 手术刮除

    E. 多次复发者应做病理检查

5. 获得性上睑下垂的病因不包括

    A. 动眼神经麻痹   B. 提上睑肌损伤   C. 重症肌无力

    D. 上睑肿瘤   E. 上睑肌发育不良

6. 以下有关先天性上睑下垂的临床特点,不正确的是

    A. 额部皮肤平滑、薄且无皱纹   B. 常伴有其他先天异常

    C. 常为双眼发病,对称   D. 患者常将头部后仰

    E. 不及时治疗可能形成弱视

7. 关于内眦赘皮,错误的描述是

    A. 是上睑皮肤向下延伸到内眦部的垂直性皮肤皱襞

    B. 常被认为是共同性外斜视

    C. 可覆盖内眦及泪阜

    D. 患者的鼻梁低平

    E. 属于一种先天异常

8. 睑内翻的伴随症状不包括

    A. 眼痛   B. 眼睑痉挛   C. 角膜溃疡

    D. 倒睫   E. 溢泪

(孙 敏)

学 习 目 标

熟悉:常见泪液分泌系统疾病的临床表现和治疗,以及与眼视光的关系。
了解:常见泪液排出系统疾病的临床表现和治疗,以及与眼视光的关系。
学会:对配镜顾客进行合理指导。

泪器在结构和功能上可分为泪液分泌器和泪液排出器两部分。泪液分泌器包括泪腺、副泪腺和结膜杯状细胞等外分泌腺。泪腺在感情刺激或受到外界刺激时大量分泌,起到冲洗和稀释刺激物的作用,为反射性分泌腺;副泪腺正常情况下减少眼睑和眼球摩擦及分泌湿润角膜、结膜的基本泪液,为基础分泌腺。结膜杯状细胞分泌黏蛋白,睑板腺和睑缘皮脂腺分泌脂质,共同参与组成泪膜,保持眼表润滑。杯状细胞被破坏后,即使泪腺分泌正常,也会引起角膜干燥。

泪液排出器即泪道,包括上下泪小点、上下泪小管、泪总管、泪囊和鼻泪管等。泪道主要起引流泪液进入鼻腔的作用。

泪器病的主要症状是流眼泪,其原因主要分为流泪和溢泪。流泪是指泪液分泌增多,排出系统来不及将泪液排出而流出眼睑外。溢泪是指泪液排除通道受阻,不能流入鼻腔而溢出眼睑外。临床中区分是由于泪道阻塞引起的溢泪还是因眼表疾病刺激引起的高分泌性流泪非常重要。鼻泪管阻塞常可引起泪囊继发感染,形成慢性泪囊炎。泪液基础分泌不足,是引起眼表疾病的重要因素之一。泪腺疾病相对少见,主要为炎症及肿瘤。泪液分泌系统疾病主要包括泪腺炎症和泪腺肿瘤(本章不作介绍),泪液排出系统疾病主要包括泪道阻塞或狭窄和泪囊炎。

第一节 泪液分泌系统疾病

一、急性泪腺炎

急性泪腺炎多发生于儿童和青少年,常单侧发病。一般并发于麻疹、流行性感冒或流行性腮腺炎。

【病因】

1. 细菌感染 金黄色葡萄球菌、奈瑟菌、链球菌等。
2. 病毒感染 流行性感冒(流感)、流行性腮腺炎、传染性单核细胞增多症、带状疱疹等。

【临床表现】

1. 症状 单眼上睑颞上方肿胀、疼痛,伴有溢泪,可有黏性分泌物。
2. 体征 触诊可扪及包块,压痛明显,并可伴有睑部泪腺充血肿大。球结膜充血、水肿,同侧耳前淋巴结肿大;可有发热。

【治疗原则】

热敷,局部和全身应用抗生素或抗病毒药物及对症处理。

二、慢性泪腺炎

慢性泪腺炎常双侧发病,是一种病程进展缓慢的增殖性炎症。

【病因】

主要原因为免疫反应,多为眼眶疾病的一部分,也可为沙眼性和结核性,病原体多由血行播散。

【临床表现】

泪腺肿大,一般无疼痛,可伴有上睑下垂,在外上眶缘下可触及较硬的包块,但多无压痛,眼球可向内下偏位,向外上方注视时可有复视,眼球突出少见。

【治疗原则】

治疗原则主要是针对病因或原发病治疗。

三、泪液分泌过少

泪液分泌过少是一种常见的泪液分泌异常。泪液分泌减少,泪膜异常,溶菌酶缺乏,导致眼睛失去了一层保护屏障,可引起干燥性角结膜炎及干眼,影响视力,治愈难度大。

【病因】

引起泪液分泌过少的原因很多,可分为先天性和后天性两种原因。先天性泪液分泌过少如无泪症,常见于 Riley-Day 综合征。后天性泪液分泌过少常见于干燥性角结膜炎,为自身免疫性疾病,至今原因不明。其他泪液分泌过少主要见于泪腺疾病(如泪腺炎、Mikulicz综合征)、泪腺手术后、感染及外伤引起的泪腺管阻塞(如烧伤、重症沙眼)和反射性泪液分泌减少(如面瘫)等。

【临床表现】

Riley-Day综合征主要表现为无泪、角膜知觉缺失和神经麻痹性角膜炎。干燥性角结膜炎主要表现为眼部干燥、异物感,荧光素染色可见角膜上皮表面呈弥漫性点状缺损,严重者可出现睑球粘连、新生血管形成,影响视力。

【治疗原则】

主要是对症治疗,减轻眼部干燥,以局部治疗为主。应用人工泪液(如玻璃酸钠和甲基纤维素等)可改善症状。

【本病与眼视光】

干眼可由多种因素引起,如全身性疾病、生活和工作环境、长期使用某些药物和化妆品等。明确并消除引起干眼的原因是最佳治疗方法,而对于大多数患者而言,缓解症状仍然是治疗的主要目标。可根据患者的病因、病情和眼表损害情况等合理选择人工泪液,需要长期使用人工泪液的患者应选用不含防腐剂的剂型,严重干眼不宜配戴治疗性角膜接触镜。注意用眼卫生,避免长期接触烟雾、灰尘,避免长期待在空调环境,避免长时间阅读和使用电子产品(如电脑、手机、平板电脑等)。

四、泪液分泌过多

泪液分泌过多可分为原发性和继发性两种,两者以继发性泪液分泌过多常见。引起继发性泪液分泌过多的原因较多,如情感因素刺激或理化刺激、药物(如毛果芸香碱)、疾病(如帕金森病、面神经麻痹)等。

治疗主要为对因治疗,必要时手术治疗。

第二节　泪液排出系统疾病

一、慢性泪囊炎

慢性泪囊炎是泪囊黏膜受到细菌感染引起的慢性炎症,是常见的泪器疾病,多见于中老年女性,特别是绝经期妇女。

【病因】

沙眼、泪道外伤、鼻炎、鼻中隔偏曲、下鼻甲肥大等多种原因导致鼻泪管下端狭窄或阻塞,使泪液滞留于泪囊之内,伴发细菌感染引起。常见致病菌多为肺炎球菌、白念珠菌、链球菌、葡萄球菌等,一般不发生混合感染。

【临床表现】

1. 症状 主要症状为溢泪,常见单侧发病。

2. 体征 结膜充血,内眦下睑部位的皮肤浸渍、糜烂、粗糙肥厚甚至湿疹样改变。用手指挤压泪囊区,有黏液或黏液脓性分泌物自泪小点流出(文末彩图3-1)。冲洗泪道时,冲洗液自上、下泪小点反流,同时有黏液脓性分泌物。由于分泌物大量潴留,泪囊扩张,可形成泪囊黏液囊肿。

慢性泪囊炎是眼部一个感染病灶,结膜囊长期处于带菌状态。如果发生眼外伤或施行内眼手术,极易引起化脓性感染,导致细菌性角膜溃疡或化脓性眼内炎。

【治疗原则】

正确滴用眼药水:滴眼药水前,先按压泪囊区,排空分泌物后,再滴抗生素眼药水,4~6次/d;还可用生理盐水加抗生素行泪道冲洗;脓液消失后行泪道探通术;严重者手术治疗。

【本病与眼视光】

1. 做好有关预防知识宣教,及早治疗沙眼和鼻炎、鼻中隔偏曲等鼻部疾病,预防慢性泪囊炎的发生。

2. 向患者介绍慢性泪囊炎对眼球威胁的可能性及严重性,应高度重视对眼球构成的潜在威胁。使其积极配合治疗,以预防细菌性角膜溃疡和化脓性眼内炎的发生。

3. 建议顾客及时清洗内眦部位的皮肤,不要使用肥皂水,以免增加对皮肤的刺激。

二、泪道阻塞或狭窄

泪道阻塞或狭窄是指泪道的各部位(泪小点、泪小管、泪总管、鼻泪管)受到炎症、外伤等因素的影响,引起管径狭窄、阻塞,泪液不能流入鼻腔而引起溢泪。

【病因】

1. 泪小点外翻,泪小点不能接触泪湖。主要原因有老年性眼睑松弛或睑外翻。

2. 泪小点异常,包括泪小点狭窄、闭塞或缺如。

3. 泪小管至鼻泪管的阻塞或狭窄,包括先天性闭锁、炎症、肿瘤、结石、外伤、异物、药物毒性等各种因素引起的泪道结构或功能不全,致泪液不能排出。

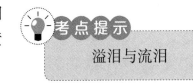

考点提示
溢泪与流泪

4. 其他原因,如鼻腔阻塞等。

【临床表现】

主要症状为溢泪。溢泪可见于婴儿,正常婴儿出生后数月内鼻泪管下端的残膜可自行萎缩而开通。

中老年人溢泪多与功能性或器质性泪道阻塞有关,在刮风或寒冷气候时症状加重。多数出现溢泪症状者并无明显的泪道阻塞,泪道冲洗可能仍通畅。溢泪主要是因为眼轮匝肌松弛、泪液泵作用减弱或消失,导致泪液排出障碍,为泪液功能性滞留。

由于泪道阻塞或狭窄引起的溢泪属于器质性溢泪。因长期泪液浸渍,可引起慢性刺激性结膜炎、下睑和面颊部湿疹性皮炎。由于不断揩拭眼泪,可导致下睑外翻,加重溢泪症状。

【治疗原则】

1. 婴儿泪道阻塞或狭窄 泪囊局部按摩,将一手拇指压迫患儿内眦部,另一手示指压迫泪囊处,沿鼻泪管方向自上向下按摩,每日 3~4 次,若患儿有泪囊炎表现,应按摩后再滴用抗生素眼药。操作时应注意不能让分泌物进入患儿气管内。大多数患儿可随着鼻泪管开口发育开通而自愈,或压迫使鼻泪管开通而痊愈。

2. 功能性溢泪 可试用硫酸锌及肾上腺素溶液点眼以收缩泪囊黏膜。

3. 泪小点狭窄、闭塞或缺如 可用泪小点扩张器或泪道探通。

4. 睑外翻、泪小点位置异常 可在泪小点下方切除一水平椭圆形结膜及结膜下组织,以矫正睑外翻,使泪小点复位。

5. 泪小管阻塞 泪小管探通并试用泪道硅管留置治疗。

6. 鼻泪管狭窄 可行泪囊鼻腔吻合术。

【本病与眼视光】

1. 溢泪可引起不适感,造成面容上的缺陷,易对顾客的工作、学习和生活产生影响。

2. 指导顾客注意保持眼部卫生,切忌用手揉眼及抠、挖鼻腔等。

···● **本 章 小 结** ●···

本章对泪器病进行了阐述,着重介绍了常见的泪液分泌系统疾病和泪液排出系统疾病。慢性泪囊炎、干眼为临床眼科常见的眼病。我们要学会辨别流泪和溢泪,能分析顾客流眼泪的原因。应指导顾客认识慢性泪囊炎等疾病的危害,并加强健康教育。能对患有泪器病的顾客验光配镜进行合理指导。

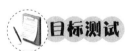 **目标测试**

选择题

1. 张阿姨,60 岁,因左眼溢泪 2 年去医院就诊。体检:左眼结膜慢性充血,泪囊区红肿糜烂,稍隆起,指压泪囊区有脓液自下泪点溢出。医生诊断为慢性泪囊炎。结合所学知识判断,下列对张阿姨的治疗措施不正确的是

    A. 左眼滴敏感抗生素滴眼液   B. 应用敏感抗生素冲洗泪道

    C. 先行泪道冲洗,再行泪道探通术   D. 可行泪囊鼻腔吻合术

    E. 直接行泪道探通术

2. 不是慢性泪囊炎的临床表现的是

    A. 泪囊区囊样隆起   B. 内眦部皮肤潮红糜烂

C. 有脓性分泌物自泪小点溢出　　　　D. 流泪

E. 溢泪

3. 干眼的主要临床表现

　A. 易疲劳,眼部不适　　　B. 畏光、视物模糊　　　C. 干涩异物感

　D. 不能耐受烟尘　　　　E. 以上全部都是

4. 流泪主要是由于

　A. 泪小点的阻塞　　　　B. 泪小管的阻塞　　　C. 鼻泪管的阻塞

　D. 鼻腔黏膜的肿胀　　　E. 泪液的分泌增多

5. 新生儿泪囊炎的主要原因是

　A. 鼻泪管下段发育不全所致的泪囊继发感染

　B. 先天性泪小点闭锁

　C. 先天性泪小管闭锁

　D. 泪囊部的原发感染

　E. 产道感染

6. 下列不属于泪道阻塞或狭窄的病因的是

　A. 泪小点狭窄　　　　B. 鼻腔阻塞　　　C. 倒睫

　D. 先天性泪小管闭锁　　E. 老年性睑外翻

（徐　歆）

第四章
眼 表 疾 病

学 习 目 标

掌握:泪膜的主要功能,干眼临床表现与治疗,以及与眼视光的联系。

熟悉:眼表概念。

了解:睑板腺功能障碍。

第一节 概 述

一、眼表的概念

眼表是指参与维持眼球表面健康的防护体系中的所有外眼附属器。眼表上皮来源于各自的干细胞,即:①角膜缘的干细胞是角膜上皮的来源;②结膜干细胞可能位于结膜穹窿部,或睑缘的皮肤黏膜结合处,是结膜上皮的来源。从狭义的角度来讲,眼表疾病仅指角、结膜上皮的疾病。眼表上皮层和泪膜任何一方的异常改变,都将引起角结膜上皮或泪膜的病变,发生眼表疾病。所以,眼表应包括角膜上皮、结膜上皮和泪膜三部分。临床上广义的眼表疾病,应包括角结膜浅层疾病和可导致泪膜功能异常的疾病,或称为"眼表泪液疾病"。

正常眼表面覆盖着一层泪膜,因为泪膜-空气界面是光线进入眼内的第一个折射表面,保持一个稳定健康的泪膜是获得清晰视觉的重要前提。泪膜从外至内可分为脂质层、水液层和黏蛋白层。脂质层由睑板腺分泌,可减少泪液蒸发,睑板腺功能障碍会引起泪膜不稳定;水液层由主、副泪腺分泌,富含盐类和蛋白质,角膜、结膜和鼻腔黏膜受外界刺激会引起泪腺的反射性分泌;黏蛋白层由结膜杯状细胞、角膜上皮及结膜上皮分泌,具有清除眼表细胞的代谢产物,阻止病原体入侵的作用。

泪膜的主要功能有:①湿润及保护角膜和结膜上皮;②填补上皮间的不规则界面,保证角膜的光滑;③通过机械冲刷及抗菌成分的作用,抑制微生物生长;④为角膜提供氧气和所需的营养物质;⑤含有大量的蛋白质和细胞因子,调节角膜和结膜的多种细胞功能。

二、维持眼表正常功能的因素

维持眼表正常功能的因素有:①正常表型的结膜上皮和角膜上皮;②两种上皮的干细胞的结构及功能必须正常;③能产生及维持一层正常且稳定的泪膜;④眼睑的解剖及生理功能正常,能保护眼表和维持泪膜流体动力学;⑤相关的神经支配及反射功能必须正常。

三、眼表疾病的类型

角膜缘干细胞功能障碍性疾病有多种分类方法,最常用的是应用印迹细胞学方法获得眼表上皮细胞,根据眼表终末上皮细胞表型将其分为两类:

1. 鳞状上皮化生 即非角化上皮向病理性角化型化生,由泪膜不稳定(外因)或导致瘢痕形成的角结膜炎症(内因)所致。该类疾病具有明确的致病原因,包括化学伤、Stevens-Johnson 综合征和眼类天疱疮等。

2. 角膜上皮结膜化 以正常角膜上皮被结膜上皮侵犯和替代为特征,表现为不同程度的结膜上皮长入、血管化、慢性炎症、持续性溃疡基底膜的破坏和纤维细胞的长入。包括:①由损伤造成的角膜缘干细胞缺乏,有明确的病因,如:化学伤和热烧伤、免疫性疾病、角膜接触镜所致角膜病、多次眼表手术等;②基质微环境异常导致的角膜缘干细胞缺乏,如:遗传性多种内分泌缺乏所致角膜病、神经麻痹性角膜炎、边缘性角膜炎或角膜溃疡、翼状胬肉等。

四、眼表疾病的临床表现

常有眼红、异物感、干燥感、畏光和视力下降,不同原因引起者还具有不同原发病的临床表现。其他常共有的表现:①角膜上皮结膜化;②角膜表面或深层新生血管;③角膜上皮反复糜烂,持续性角膜溃疡;④眼表面干燥;⑤周边部纤维血管组织长入角膜,假性胬肉形成等。

五、眼表疾病的治疗原则

①提供上皮生长所需的、相对健康的基质和基底膜,以及有活力的上皮干细胞来源(自身残留或移植);②角膜缘移植则可提供角膜上皮干细胞;③应用药物减轻炎症和抑制排斥反应:如糖皮质激素、环孢霉素等;④促进上皮修复;⑤减轻角膜基质的溶解;⑥预防继发感染;⑦改善干眼症状。

第二节 干 眼

又称角结膜干燥症,是指任何原因引起的泪液质和量异常或动力学异常导致泪膜稳定性下降,并伴有眼部不适,引起眼表病变为特征的多种病症的总称。

案例

李某,男,30岁,双眼 LASIK 术后 1 年,眼干涩难受,来院检查。诉 1 年前行双眼 LASIK 术,近半年来双眼干涩难受,检查:远视力:右眼 1.0,左眼 1.0,近视力:右眼 1.0,左眼 1.0,裂隙灯检查可见双眼角膜瓣在位,眼底未见异常。辅助检查:BUT:双眼均小于 5 秒。

请问:1. 该顾客眼干的主要原因是什么?

2. 如何进行指导建议?

【病因】

干眼病因繁多。由泪腺、眼球表面(角膜、结膜和睑板腺)和眼睑,以及连接它们的感觉与运动神经构成了一个完整的功能单位,这一功能单位中任何因素发生改变,都可能引起干眼。这些因素主要包括:各种眼表上皮病变、免疫性炎症、眼表或泪腺细胞凋亡、性激素水平降低及外界环境的影响。

【临床常用分类】

1995 年美国干眼研究组提出两种类型。

1. 泪液生成不足型 由于泪腺疾病或者功能不良导致的干眼,即为水液缺乏性干眼(ATD),根据发病原因又可分为 Sjögren 综合征所致的干眼(又称为"结膜干燥综合征",是一种慢性自身免疫性疾病,分为原发性和继发性),以及不伴有 Sjögren 综合征的干眼。根据 ATD 缺乏的泪液成分不同,又可将其分为以下五种类型:水液缺乏性、黏蛋白缺乏性、脂质缺乏性、泪液动力学异常性和混合性。混合性是指上述因素的两种或以上同时存在,是最常见的一种类型。

2. 蒸发过强型 主要指睑板腺功能障碍(MGD),其他比如暴露、角膜接触镜等因素也会表现为此型。干眼类型可同时存在,很少单独出现。

【临床表现】

1. 常见症状 干涩感、异物感、烧灼感、痒感、畏光、眼红、视物模糊、视力波动、易视疲劳、眨眼次数增多、难以名状的不适、不能耐受有烟尘的环境,Sjögren 综合征患者常伴有口干、关节痛等。

2. 常见体征 球结膜血管扩张,球结膜增厚、皱褶而失去光泽,泪河变窄或中断,有时在下穹窿见微黄色黏丝状分泌物。睑裂区角膜上皮不同程度点状脱落,角膜上皮缺损区荧光素着染。轻度的干眼不影响或轻度影响视力,晚期可出现角膜缘上皮细胞功能障碍,角膜变薄、溃疡甚至穿孔,也可形成角膜瘢痕严重影响视力。

【诊断】

诊断主要根据以下四个方面:①症状;②泪液分泌量不足和泪膜不稳定;③眼表上皮细胞的损害;④泪液的渗透压增加。

干眼诊断标准:①主观症状(必需):眼疲劳、异物感、干涩感;②泪液不稳定(必需),BUT;③泪膜分泌减少:泪河高度测定 Schirmer test;④眼表面损害(加强诊断):角膜荧光素(FL)染色、角结膜虎红(RB)染色、角结膜丽丝胺绿染色;⑤泪液渗透压增加或乳铁蛋白减少(加强诊断)。排除眼部其他原因,BUT≤5秒时,① + ②就可以确诊,BUT≤10秒时,① + ② + ③或① + ② + ④才可以确诊,④及⑤是加强诊断。

【治疗原则】

①消除诱因;②人工泪液替代治疗:最佳的是自体血清,但其来源受限;③保留泪液:戴硅胶眼罩、湿房镜或潜水镜;用胶原和硅胶制作的泪小点栓子,行暂时性泪小点封闭;无溢泪后,可考虑行永久性泪小点封闭术;④促进泪液分泌:口服溴己新(必嗽平)、盐酸毛果芸香碱或新斯的明,可以促进泪液分泌,但疗效尚不确定;⑤手术:近期报告的自体游离颌下腺移植,对重症干眼的治疗有一定价值;⑥局部使用低浓度(0.05%~0.1%)的免疫抑制剂环孢素滴眼液治疗。

【本病与眼视光】

1. 干眼与视疲劳　见表 4-1。

表 4-1　干眼与视疲劳的鉴别诊断

	干眼	视疲劳
症状	眼干燥症状	视疲劳、看书不持久、眼痛、不适
既往史	免疫性疾患、睑缘炎	屈光异常、调节异常
环境因素	VDT 作业	持续视近物
检查	干眼项目检查	视力、调节功能、调节近点、验光配镜、眼肌检查
治疗	人工泪液、泪小管塞 0.05% CsA	屈光矫正、维生素 B_{12}、视觉训练
对患者指导意见	VDT 作业时适当休息	改善环境、加湿、针灸治疗、避免视疲劳因素

2. LASIK 术后干眼　眼干是 LASIK 术后较常见主诉,可持续术后半年至 1 年。表现为角膜知觉降低,瞬目减少,泪分泌量下降;术后眼表轻度炎症反应。术中角膜表层神经被切断、术后局部用药等因素均可引起干眼的发生。

3. 角膜接触镜与干眼　干扰泪膜正常结构,泪膜变薄和不稳定,妨碍角膜供氧,诱发角结膜上皮损伤,发生率与戴软镜时间长短有关。

●·● 本 章 小 结 ●·●

眼表疾病是眼科临床最常见的一类疾病。特别是干眼与眼视光有密切联系,所以,眼表疾病的诊断、治疗、康复整个过程都有必要贯穿眼视光的思维,才能达到清晰视力、舒适用眼的目的。

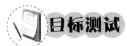 目标测试

一、问答题

1. 眼表的定义?

2. 干眼的分类及治疗?

3. 干眼与视疲劳的鉴别?

二、选择题

1. 以下属于眼表的有

    A. 结膜上皮细胞   B. 角膜内皮细胞   C. 角膜基质细胞

    D. 巩膜基质细胞   E. 以上都不是

2. 泪膜中的水液层是由以下哪里分泌的

    A. 睑板腺   B. 主、副泪腺   C. 角膜上皮细胞

    D. 角膜上皮细胞   E. 都可以

3. 荧屏终端综合征 VDT(visual display terminal)干眼主要表现为

    A. 泪液生成不足型   B. 蒸发过强型   C. 暴露

    D. 睑板腺功能障碍   E. 以上都不是

4. 以下不属于 LASIK 术后干眼表现的是

    A. 角膜知觉降低

    B. 瞬目减少

    C. 术后眼表轻度炎症反应

    D. 表层神经被切断,局麻药,术后局部用药

    E. 手术后个人卫生习惯不好

5. 睑板腺功能障碍(meibomian gland dysfunction,MGD)的表现不包括

    A. 眼部烧灼感   B. 眼部异物感   C. 视力明显下降

    D. 眼部干燥感   E. 视疲劳

(余 祥)

第五章

结 膜 病

学习目标

掌握：急性或亚急性细菌性结膜炎、季节性过敏性结膜炎表现与治疗原则。

熟悉：其他细菌性、病毒性、免疫性等结膜疾病的表现。

了解：结膜炎的病因及分类。

第一节 概 述

结膜是一层半透明黏膜组织，覆盖在眼睑内面、眼球前面，并终止于角膜缘。由球结膜、睑结膜和穹窿部结膜三部分构成，睑结膜与睑板结合紧密，球结膜和穹窿部结膜则与眼球结合疏松。

考点提示

结膜分哪几部分？

结膜大部分表面暴露于外界，易受外界环境的刺激和微生物感染而致病，最常见的疾病为结膜炎，包括细菌性、病毒性、免疫性、衣原体性。其次为变性性疾病，包括翼状胬肉、睑裂斑和结膜结石等。此外还有结膜下出血等。

当眼表防御能力减弱或外界致病因素增强时，将引起结膜组织的炎症发生，其特征是血管扩张、渗出和细胞浸润，这种炎症统称为结膜炎。

【病因】

按照致病原因可分为微生物性和非微生物性两大类。

1. 微生物

(1) 细菌：肺炎球菌、金黄色葡萄球菌、流感嗜血杆菌、脑膜炎双球菌、淋球菌等。

(2) 病毒：如单纯疱疹病毒、人腺病毒株、微小核糖核酸病毒。

(3) 其他：衣原体、真菌、立克次体和寄生虫。

2. 非微生物

(1) 物理性刺激：风沙、烟尘、紫外线等。

(2) 化学性刺激:药品、酸碱、有毒气体等。

(3) 其他:免疫性病变、全身性相关疾病,如肺结核、梅毒等。邻近组织炎症蔓延。

【分类】

1. 根据病因分类　感染性、免疫性、化学性、继发性、全身性疾病相关性和原因不明性。

2. 根据发病快慢分类　超急性(24 小时内)、急性或亚急性(几小时至几天)、慢性(数天至数周)。

3. 根据结膜反应形态分类　乳头性、滤泡性、膜或假膜性、瘢痕性和肉芽肿性。

【临床表现】

1. 症状

异物感、烧灼感、痒和流泪。角膜受累时,出现疼痛、畏光和视力下降。

2. 体征

(1) 结膜充血:表层血管充血,以穹窿部明显,颜色鲜红。当用手指推动结膜时,充血的血管随之移动。

(2) 结膜分泌物:各种急性结膜炎共有的体征,分泌物可为脓性、黏脓性或浆液性。细菌性结膜炎起初分泌物呈较稀的浆液状,随着病程发展,分泌物变成黏液性及脓性。淋球菌和脑膜炎球菌性结膜炎引起脓性分泌物,其他致病菌通常引起黏液脓性分泌物。过敏性结膜炎分泌物呈黏稠丝状。病毒性结膜炎的分泌物呈水样或浆液性。

(3) 球结膜水肿:血管扩张时的渗出液进入疏松的球结膜下组织,导致结膜水肿,水肿严重时,球结膜可突出于睑裂之外(文末彩图 5-1)。

(4) 乳头增生:多见于睑结膜,外观扁平。乳头较小时,呈现天鹅绒样外观;直径大于 1mm,称巨大乳头(文末彩图 5-2)。乳头由增生肥大的上皮层皱叠或隆起而成,裂隙灯下见中心有扩张的毛细血管到达顶端,并呈轮辐样散开。红色乳头性结膜炎多为细菌性或衣原体性结膜炎。上睑结膜乳头主要见于春季结膜炎和结膜对异物(如缝线、角膜接触镜、人工角膜等)的刺激反应,下睑也出现时多见于过敏性结膜炎。

(5) 滤泡:外观光滑,半透明隆起的结膜改变。滤泡散在分布,常发生于上睑结膜和下穹窿结膜,也可见于角结膜缘部结膜。滤泡的直径一般为 0.5~2.0mm,也有些超过 2.0mm,滤泡中央无血管,血管从周边基底部向顶部逐渐消失。

(6) 膜和假膜:某些病原体感染可引起膜或假膜,真膜是严重炎症反应渗出物在结膜表面凝结而成,强行剥除后创面粗糙,易出血。假膜是结膜上皮表面的凝固物,去除后上皮仍保持完整。最常见病因是腺病毒结膜炎,其次是原发性单纯疱疹病毒性结膜炎,其他还包括春季结膜炎、包涵体性结膜炎和念珠菌感染性结膜炎。

(7) 结膜下出血:严重的结膜炎如腺病毒和肠道病毒所致的流行性结膜炎,可出现点状或片状的球结膜下出血,色鲜红,量多时呈暗红色。

(8) 结膜瘢痕:瘢痕早期表现为结膜穹窿变浅,线状或花边状的上皮纤维化,可引起睑内翻和倒睫等并发症。随着病程的发展,严重的瘢痕化终末期表现为结膜穹窿消失,睑球粘连。

(9) 假性上睑下垂:由于瘢痕形成或者细胞浸润使上睑组织肥厚,重量增加而造成下垂,多见于沙眼。

(10) 耳前淋巴结肿大:病毒性结膜炎的一个重要体征,疾病早期或症状轻者无此表现。还可见于衣原体性、淋球菌性结膜炎和泪腺炎的疾病。

【治疗原则】

针对病因治疗,局部给药为主,必要时全身用药。急性期忌包扎患眼。

1. 局部治疗 针对病因选用抗生素、抗病毒滴眼液,急性期频繁点眼。睡前应用眼膏。冲洗结膜囊。

2. 全身治疗 如伴有全身其他症状,要同时进行。如淋病性和衣原体结膜炎,需全身给药治疗。

第二节 细菌性结膜炎

正常情况下结膜囊内存在细菌,主要是表皮葡萄球菌(>60%)、类白喉杆菌(35%)和痤疮丙酸杆菌,这些细菌可以减少其他致病菌的侵袭。但是当宿主的防御功能遭受破坏,如干眼、长期使用类固醇皮质激素等,或致病菌的侵害强于宿主的防御功能时,即可发生感染。患者眼部有结膜炎症和脓性渗出物时,应怀疑细菌性结膜炎。

案例

张女士,25 岁,今天来店想配副近视眼镜。接待过程中,你发现她的双眼发红,经过询问得知,她 1 天前双眼变红,稍有刺激感,发痒,早晨起来眼睑有分泌物,视力无变化。自行用了抗生素滴眼液,症状稍有减轻。于是,经过她同意,你给她做裂隙灯显微镜检查,发现:双眼结膜中度充血,有黏液性分泌物,角膜透明,前方深度正常,房水透明,瞳孔正圆,对光反射灵敏,晶状体透明。

请问:1. 你初步考虑是何种眼病?

2. 接下来该如何处理?

3. 是否推荐她立刻验配近视眼镜?

一、急性或亚急性细菌性结膜炎

俗称"红眼病",又称"急性卡他性结膜炎",传染性强,多见于春秋季,可流行于工厂、学校、幼儿园等集体生活场所,也可散发感染。发病急,潜伏期 1~3 天,两眼同时或相隔1~2 天发病,发病 3~4 天时病情达到高峰,后逐渐减轻,病程一般不超过 3 周。

【病因】

最常见的致病菌是肺炎双球菌、金黄色葡萄球菌和流感嗜血杆菌。其他如白喉杆菌、假单胞菌属、埃希菌属、志贺菌和梭菌属等亦可引起感染。

【临床表现】

患者眼部症状有刺激异物感、烧灼感、痒、畏光、流泪等。重要的体征有结膜高度充血,中、重度脓性分泌物等。

考点提示

急性或亚急性结膜炎主要临床表现

患者晨起睑缘有分泌物,起初分泌物呈较稀的浆液性,随病情发展变成黏液性或脓性,粘住眼睑而睁眼困难。偶有眼睑水肿,视力一般不受影响。但当角膜受累后,形成斑点状上皮混浊可引起视力下降。

【治疗原则】

去除病因,抗感染治疗。开始局部使用广谱抗生素,确定致病菌属后给予敏感抗生素,必要时全身用药。根据病情的轻重可选择结膜囊冲洗、局部用药、全身用药或联合用药等方式。切勿包扎患眼,可配戴太阳镜减少光线的刺激。成人急性或亚急性细菌性结膜炎一般选择滴眼液,儿童或成人睡前可选择眼膏,保证药效维持时间。

【预防】

传染性结膜炎可造成流行性感染,必须做好预防工作。结膜炎一般为接触性传染,所以提倡勤洗手、洗脸、不用手和衣物擦眼。传染性结膜炎患者应隔离,包括其用过的盥洗用具必须消毒处理。接触患者或其物品后要洗手消毒,防止交叉感染。对学校、工厂、幼儿园、饭店、游泳池等人群集中公共场所进行宣传、定期检查、加强管理。

【本病与眼视光】

大多数急性细菌性结膜炎愈后不会遗留并发症,对视力没有不良影响。少数可因为角膜受累,形成斑点状上皮混浊,引起视力下降。

二、慢性细菌性结膜炎

【病因】

慢性结膜炎可由急性结膜炎治疗不当演变而来,或者由毒力较弱的病原菌感染所致,发病无季节性;还可由不良环境刺激如粉尘和化学烟雾等、眼部长期使用有刺激性的药物、屈光不正、烟酒过度、睡眠不足等引起。多见于鼻泪管阻塞或慢性泪囊炎患者,或慢性睑缘炎或睑板腺功能异常者。

【临床表现】

慢性结膜炎进展缓慢,持续时间长,可单侧或双侧发病。症状主要表现为眼痒,干涩感,异物感、烧灼感和视疲劳。结膜轻度充血,可有睑结膜增厚、乳头增生,分泌物为黏液性或白色泡沫样。

【治疗原则】

慢性细菌性结膜炎治疗基本原则与急性结膜炎相似,需长期治疗,疗效取决于患者对治疗方案的依从性。

【本病与眼视光】

大多数类型的结膜炎愈合后不会遗留并发症,少数可因并发角膜炎症进而损害视力。严重或慢性的结膜炎症可发生永久性改变,如结膜瘢痕导致的睑球粘连、眼睑变形和继发干眼。

第三节 衣原体性结膜炎

衣原体是介于细菌与病毒之间的微生物,衣原体性结膜炎包括沙眼、包涵体性结膜炎、性病淋巴肉芽肿性结膜炎等。

一、沙眼

沙眼是由沙眼衣原体感染所致的一种慢性传染性结膜角膜炎,是导致盲的主要疾病之一。全世界有 3 亿 ~6 亿人感染沙眼,感染率和严重程度同当地居住条件以及个人卫生习惯密切相关。20 世纪 50 年代前,该病曾在我国广泛流行,是当时致盲的首要病因。20 世纪 70 年代后随着生活水平的提高、卫生常识的普及和医疗条件的改善,其发病率大大降低,但仍然是常见的结膜病之一。

【病因】

多由 A、B、C 或 Ba 抗原型沙眼衣原体所致。

【临床表现】

1. 急性期 畏光、流泪、异物感,较多黏液或黏液脓性分泌物。可出现眼睑红肿,结膜充血、乳头增生,上下穹窿部结膜布满滤泡,耳前淋巴结肿大。

2. 慢性期 眼痒、异物感、烧灼感。结膜充血减轻,结膜肥厚、乳头及滤泡增生,病变以上穹窿及睑板上缘结膜显著,并可出现垂帘状的角膜血管翳。病变过程中,结膜的病变逐渐为结缔组织所取代,形成瘢痕。沙眼性角膜血管翳及睑结膜瘢痕为沙眼特有的体征。

3. 晚期 睑内翻与倒睫、上睑下垂、睑球粘连、角膜混浊、实质性结膜干燥症、慢性泪囊炎等。可严重影响视力,甚至导致失明。

【治疗原则】

全身及局部应用抗生素:利福平、新霉素、红霉素眼膏等。

急性期或严重沙眼:全身应用抗生素 3~4 周。

手术矫正沙眼并发症:睑内翻和倒睫等。

手术矫正倒睫及睑内翻,是防止晚期沙眼瘢痕形成而致盲的关键措施。

【预防】

沙眼是一种致盲性慢性疾病。相应治疗和改善卫生环境后,沙眼可缓解或症状减轻,避免严重并发症。在流行地区,再度感染常见,需要重复治疗。预防措施和重复治疗应结合进行。应培养良好的卫生习惯,避免接触传染,改善环境,加强对服务行业的卫生管理。

【本病与眼视光】

沙眼是一种慢性传染性致盲性眼病。不同的病程对视力影响也不一样,按照 1987 年 WHO 的分期,TF、TI 是活动期沙眼,对视力一般无影响。TT 存在倒睫或睑内翻,有潜在致盲危险。CO 是终末期沙眼,已有角膜混浊,导致视力下降。

二、包涵体性结膜炎

【病因】

由 D~K 型沙眼衣原体引起的一种通过性接触或产道传播的急性或亚急性滤泡性结膜炎。

【临床表现】

1. 成人包涵体性结膜炎　多见于青年人,接触病原体后 1~2 周,单眼或双眼发病。表现为轻、中度眼红和黏脓性分泌物。眼睑肿胀,结膜充血显著,睑结膜和穹窿部结膜滤泡形成。成人包涵体性结膜炎可有结膜瘢痕但无角膜瘢痕。可能同时存在其他部位如生殖器、咽部的衣原体感染征象。

2. 新生儿包涵体性结膜炎　潜伏期为出生后 5~14 天,多为双侧,开始有水样或少许黏液样分泌物,随着病程进展,分泌物明显增多并呈脓性。结膜炎持续 2~3 个月后,出现乳白色光泽滤泡。严重病例假膜形成、结膜瘢痕化。大多数是轻微自限的,但可能有角膜瘢痕和新生血管出现。衣原体还可引起新生儿其他部位的感染威胁其生命,如衣原体性中耳炎、呼吸道感染、肺炎。

【治疗原则】

全身局部应用抗生素,如磺胺类、四环素类。婴幼儿可口服红霉素。成人口服四环素或多西环素或红霉素。局部使用抗生素眼药水及眼膏如 15% 磺胺醋酸钠、0.1% 利福平等。

【本病与眼视光】

成人包涵体性结膜炎一般不会影响视力。新生儿包涵体性结膜炎如有角膜瘢痕和新生血管出现时,则会影响视力。

第四节　病毒性结膜炎

一、腺病毒性角结膜炎

腺病毒性角结膜炎是一种重要的病毒性结膜炎,主要表现为急性滤泡性结膜炎,合并角膜病变。本病传染性强,可散在或流行性发病。主要表现为两大类型,即流行性角结膜炎和咽结膜热。

（一）流行性角结膜炎

【病因】

由 8、19、29 和 37 型腺病毒（人腺病毒 D 亚组）引起。

【临床表现】

1. 急性期　起病急、症状重、双眼发病。充血、疼痛、畏光、流泪并伴有水样分泌物。眼睑水肿，结膜充血，滤泡形成和结膜下出血，色鲜红，量多时呈暗红色。有假膜或真膜形成。

2. 角膜病变　发病数天后，角膜可出现弥散的斑点状上皮损害，上皮浸润。2 周后发展为局部的上皮下浸润，并主要散布于中央角膜（文末彩图 5-3）。

3. 结膜病变　结膜炎症最长持续 3~4 周。

4. 全身表现　常出现耳前淋巴结肿大和压痛。儿童可有全身症状，如发热、咽痛、中耳炎、腹泻等。

【治疗原则】

注意采取必要的措施减少感染传播，如接触感染者的物品，必须清洗消毒，告知患者避免接触眼部和泪液分泌物。

1. 局部治疗　冷敷，使用血管收缩剂可减轻症状。

2. 抗病毒滴眼液　抑制病毒复制如干扰素滴眼剂、0.1% 碘苷滴眼剂液、0.1% 利巴韦林、4% 吗啉胍等。

3. 抗生素滴眼液　合并细菌感染时可加用。

4. 皮质类固醇滴眼液　出现严重的膜或假膜、上皮或上皮下角膜炎引起视力下降时可考虑使用。

【本病与眼视光】

急性期患者有异物感、烧灼感、怕光、流泪及轻度视力障碍。如果炎症没有控制向角膜中央进展，那么就会影响视力。

（二）咽结膜热

【病因】

由腺病毒 3、4 和 7 型引起的一种表现为急性滤泡性结膜炎伴有上呼吸道感染和发热的病毒性结膜炎，有自限性。传播途径主要是呼吸道分泌物。

【临床表现】

1. 前驱症状　全身乏力，发热，体温上升至 38.3~40℃。

2. 眼部表现　流泪、眼红。滤泡性结膜炎、一过性浅层点状角膜炎及上皮下混浊。

3. 耳前淋巴结肿大和咽痛。

【治疗原则】

可参考流行性角结膜炎的治疗。发病期间勿去公共场所、泳池等，避免传播。

【本病与眼视光】

一般对视力无影响。

二、流行性出血性角结膜炎

【病因】

由 70 型肠道病毒（偶由 A 24 型柯萨奇病毒）引起的一种暴发流行的自限性眼部传染病，又称"阿波罗 11 号结膜炎"。

【临床表现】

1. 眼痛、畏光、流泪、异物感。

2. 结膜下出血，呈片状或点状，从上方球结膜开始向下方球结膜蔓延。

3. 眼睑水肿、有滤泡形成，伴有上皮角膜炎和耳前淋巴结肿大。

4. 少数人发生前葡萄膜炎，部分患者还有发热不适及肌肉痛等全身症状。

【治疗原则】

可参考流行性角结膜炎的治疗。无特殊治疗，有自限性，加强个人卫生和医院管理，防止传播。

【本病与眼视光】

一般对视力无影响，但少数发生前葡萄膜炎时会导致视力下降。

第五节 免疫性结膜炎

免疫性结膜炎是结膜对外界变应原的一种超敏性免疫反应。结膜经常暴露在外，易与空气中的致敏原如尘埃、花粉、动物毛屑等接触，也容易遭受细菌或其他微生物的感染（其蛋白质可致敏），药物的使用也可使结膜组织发生过敏反应。

一、春季角结膜炎

春季角结膜炎又称春季卡他性结膜炎、季节性结膜炎等。青春期前起病，持续 5~10 年，多为双眼，男孩发病率高于女孩，春夏季节发病率高于秋冬两季。

【病因】

尚不明确，很难找到特殊的致敏原。通常认为和花粉敏感有关，各种微生物的蛋白质成分、动物皮屑和羽毛等也可能致敏。

【临床表现】

1. 眼部奇痒，黏丝状分泌物，夜间症状加重。可有家族过敏史。

2. 按照体征可分为三种类型。

（1）睑结膜型：结膜呈粉红色，上睑结膜巨大乳头呈铺路石样排列。乳头形状不一，扁平外观，包含毛细血管丛（文末彩图 5-4）。下睑结膜可出现弥散的小乳头。严重者上睑结膜可有假膜形成。除非进行冷冻、放疗和手术切除乳头等创伤性操作,一般反复发作后结膜乳头可完全消退,不遗留瘢痕。

(2) 角膜缘型:角膜缘有黄褐色或污红色胶样增生,以上方角膜缘明显。更常见于黑色人种。

(3) 混合型:睑结膜和角膜同时出现上述两型检查所见。

3. 角膜病变 各种类型均可累及角膜,表现为弥漫性点状上皮角膜炎,甚至形成盾形无菌性上皮损害,多分布于中上 1/3 角膜称为"春季溃疡"。角膜上方可有微小血管翳,极少全周角膜血管化。该病和圆锥角膜可能有一定关系。

【治疗原则】

春季角结膜炎是一种自限性疾病,短期用药可减轻症状,长期用药则对眼部组织有损害作用。

1. 皮质类固醇类 可减轻症状,但需注意药物不良反应青光眼、白内障等。

2. 细胞稳定剂 2%~4% 色甘酸钠、奈多罗米钠滴眼液。

3. 血管收缩剂 0.1% 肾上腺素滴眼液。

4. 抗组胺滴眼液。

5. 免疫抑制剂 环孢素 A、FK-506 滴眼液等。

6. 人工泪液 稀释肥大细胞释放的炎症介质,同时可改善因角膜上皮点状缺损引起的眼部异物感,但需使用不含防腐剂的剂型。

7. 其他 冰敷,或待在有空调房间可使患者感觉舒适。患者治疗效果不佳时,可考虑移居寒冷地区。

【本病与眼视光】

可累及角膜,表现为弥漫性点状上皮角膜炎,该病和圆锥角膜可能有一定关系。

二、过敏性结膜炎

【病因】

由于接触药物或其他抗原而引起的过敏。

1. 速发型 花粉、角膜接触镜及其清洗液等。

2. 迟发型 由药物引起,如阿托品和后马托品,氨基糖苷类抗生素,抗病毒药物碘苷和三氟胸腺嘧啶核苷,防腐剂硫柳汞和乙二胺四醋酸及缩瞳剂等。

【临床表现】

1. 速发型 发病急剧,接触致敏物质数分钟后迅速发生,眼部瘙痒、眼睑水肿、结膜充血及水肿。

2. 迟发型 一般在滴入局部药物后 24~72 小时发生。表现为眼睑皮肤急性湿疹、皮革样变。睑结膜乳头增生、滤泡形成,严重者可引起结膜上皮剥脱。下方角膜可见斑点样上皮糜烂。慢性接触性睑结膜炎的后遗症包括色素沉着、皮肤瘢痕、下睑外翻。

【治疗原则】

查找变应原,避免接触变应原或停药即可得到缓解。

1. 局部点皮质类固醇眼药水(如 0.1% 地塞米松),血管收缩剂(含萘甲唑林的滴眼液,如萘敏维滴眼液)。

2. 非甾体抗炎药 0.5% 酮咯酸氨丁三醇、抗组胺药 0.05% 富马酸依美斯汀以及细胞膜稳定剂萘多罗米钠点眼,可明显减轻症状。

3. 伴有睑皮肤红肿、丘疹者,可用 2%~3% 硼酸水湿敷。严重者可加用全身抗过敏药物,如氯苯那敏、阿司咪唑、抗组胺药或激素等。

三、季节性过敏性结膜炎

【病因】

致敏原主要为植物的花粉。

【临床表现】

主要特征是季节性发作(通常在春季),通常双眼发病,起病迅速,在接触致敏原时发作,脱离致敏原后症状很快缓解或消失。许多患者有过敏性鼻炎及支气管哮喘病史。

1. 症状 眼痒,几乎所有的患者均可出现,轻重程度不一。可有异物感、烧灼感、流泪、畏光及黏液性分泌物等表现,高温环境下症状加重。

2. 体征 结膜充血及非特异性睑结膜乳头增生,有时合并结膜水肿或眼睑水肿,儿童更易出现。很少影响角膜,偶有轻微的点状上皮性角膜炎的表现。

【治疗原则】

1. 一般治疗 脱离变应原,眼睑冷敷,生理盐水冲洗结膜囊等。

2. 药物治疗

(1) 局部用药:抗组胺药、肥大细胞稳定剂、非甾体抗炎药及血管收缩剂,对于病情严重使用其他药物治疗无效的患者,可以考虑短期使用糖皮质激素。

(2) 全身用药:对于合并眼外症状者,可以全身使用抗组胺药、非甾体抗炎药及糖皮质激素。

3. 脱敏治疗 如果致敏原已经明确,可以考虑使用脱敏治疗。对于因植物花粉及杂草引起的过敏性结膜炎,其效果相对较佳。但对于许多其他原因引起的过敏性结膜炎,其治疗效果往往并不理想。

【本病与眼视光】

本病很少影响角膜,偶有轻微的点状上皮性角膜炎的表现。

四、常年性过敏性结膜炎

【病因】

致敏原通常为房屋粉尘、虫螨、动物的皮毛、棉麻及羽毛等。

【临床表现】

临床表现与季节性相似。结膜充血、乳头性结膜炎合并少许滤泡、一过性眼睑水肿等，眼部症状通常比季节性结膜炎轻微。由于抗原常年均有，故其症状持续存在，部分有季节性加重现象。

【治疗】

治疗手段基本同季节性过敏性结膜炎，通常需要长期用药。常用的药物为抗组胺药物及肥大细胞稳定剂，糖皮质激素仅在炎症恶化其他治疗无效时才使用，不宜长期使用。

【本病与眼视光】

预后良好，多无视力损害，很少出现并发症。

五、巨乳头性结膜炎

【病因】

多见于配戴角膜接触镜（尤其是配戴材料低劣的软性角膜接触镜者）或义眼，以及有角膜手术病史（未埋线）或视网膜脱离手术史（填充物暴露）的患者。

> 💡 考点提示
>
> 巨乳头性结膜炎的常见病因

【临床表现】

1. 症状　接触镜不耐受及眼痒，也可出现视物模糊（因接触镜沉积物所致），异物感及分泌物等。

2. 体征　最先表现为上睑结膜轻度的乳头增生，之后被大的乳头（>0.3mm）替代，最终变为巨乳头（>1mm）（文末彩图 5-5）。巨乳头结膜炎很少累及角膜，仅少数患者可以出现浅点状角膜病变。

【治疗原则】

1. 一般治疗

（1）配戴角膜接触镜者：更换接触镜，选择高透气性的接触镜或小直径的硬性接触镜，缩短接触镜配戴时间；加强接触镜的护理，避免使用含有防腐剂及汞等的护理液；炎症恶化期间，最好停戴接触镜。

（2）义眼必须每日用肥皂清洗，在清水中浸泡，置于干燥的地方备用。

（3）对有缝线及硅胶摩擦者，如情况许可应予以拆除。

2. 药物治疗　常用的药物有肥大细胞稳定剂、糖皮质激素及非甾体抗炎药。

【本病与眼视光】

尽管治疗过程中症状及体征消退缓慢，但一般预后良好，很少出现视力受损。

六、泡性角结膜炎

【病因】

由微生物蛋白质引起的迟发型免疫反应性疾病。常见致病微生物包括结核分枝杆菌、葡萄球菌、真菌、衣原体等。

【临床表现】

1. 多见于女性、青少年及儿童。有轻微的异物感,如果累及角膜则症状加重。

2. 病变发生在球结膜时,初起为实性,隆起的红色小病灶(1~3mm)周围有充血区。角膜缘处三角形病灶,尖端指向角膜,顶端易溃烂形成溃疡,不留瘢痕。

3. 病变发生在角膜缘时,有单发或多发的灰白色小结节,结节较泡性结膜炎者小,病变处局部充血,病变愈合后可留有浅淡的瘢痕,使角膜缘齿状参差不齐。

4. 遇有诱发因素可复发。反复发作后疱疹可向中央进犯,新生血管也随之长入,称为束状角膜炎,痊愈后遗留一带状薄翳,血管则逐渐萎缩。极少数患者疱疹可以发生于角膜或睑结膜。

【治疗原则】

1. 治疗诱发此病的潜在性疾病,如活动性睑缘炎、急性细菌性结膜炎等。

2. 局部用药

(1) 糖皮质激素滴眼液:如 0.1% 地塞米松眼药水,结核菌体蛋白引起的泡性结膜炎对激素治疗敏感。

(2) 伴有相邻组织的细菌感染要给予抗生素治疗。

3. 补充各种维生素,并注意营养,增强体质。

4. 对于反复束状角膜炎引起角膜瘢痕导致视力严重下降的患者,可以考虑行角膜移植进行治疗。

【本病与眼视光】

反复束状角膜炎可引起角膜瘢痕,导致视力严重下降。

第六节 变性性结膜病

一、翼状胬肉

【病因】

一种慢性炎症性病变,俗称"攀睛"或"胬肉攀睛",多在睑裂斑的基础上发展而成。近地球赤道部和户外工作的人群(如渔民、农民)发病率较高,地理纬度与翼状胬肉有较大的关系。具体病因不明,可能与紫外线照射、烟尘等有一定关系。

【临床表现】

多双眼发病,以鼻侧多见。一般无明显自觉症状,或仅有轻度异物感,当病变接近角膜瞳孔区时,因引起角膜散光或直接遮挡瞳孔区而引起视力下降。睑裂区肥厚的球结膜及其下纤维血管组织呈三角形向角膜侵入,当胬肉较大时,可妨碍眼球运动(文末彩图5-6)。

按其发展与否,可分为进行性和静止性两型。

1. 进行性 头部隆起、前端有浸润,体部充血、肥厚,向角膜内逐渐生长。

2. 静止性 头部平坦,体部菲薄,充血不明显,静止不发展。

【治疗原则】

减少外界环境的刺激因素对于预防翼状胬肉的发生有一定作用,戴防护镜是预防翼状胬肉发生的简便、易行的方法。

1. 静止性翼状胬肉 一般无须治疗,尽可能减少风沙、阳光等刺激。

2. 进行性翼状胬肉 侵及瞳孔区,可以进行手术治疗,但有一定的复发率。治疗方法有:单纯胬肉切除术、结膜下转移术、胬肉切除联合球结膜瓣转位移植术、羊膜移植术、角膜缘干细胞移植术、自体结膜移植术、β 射线照射、局部使用丝裂霉素等。

【本病与眼视光】

胬肉较小未累及角膜时,对视力无明显影响。当病变接近角膜瞳孔区时,因引起角膜散光或直接遮挡瞳孔区而引起视力下降。睑裂区肥厚的球结膜及其下纤维血管组织呈三角形向角膜侵入,当胬肉较大时,可妨碍眼球运动。

二、睑裂斑

【病因】

一般是由于紫外线(电焊等)或光化学性暴露引起。目前认为眼睑闭合对睑裂区球结膜造成的重复性损伤也是一个致病因素。

【临床表现】

睑裂区角巩膜缘连接处水平性的、三角形或椭圆形、隆起的、灰黄色的球结膜结节。外观常像脂类渗透至上皮下组织,内含黄色透明弹性组织。鼻侧发生多且早于颞侧,多为双侧性。通常无症状,多是面容的问题。睑裂斑偶尔可能会充血、表面变粗糙,发生睑裂斑炎。

【治疗原则】

1. 一般无须治疗。

2. 发生睑裂斑炎给予作用较弱的激素或非甾体消炎药局部点眼即可。

3. 严重影响外观、反复慢性炎症或干扰角膜接触镜的成功配戴时可考虑予以切除。

【本病与眼视光】

本病一般不会影响视力。

三、结膜结石

【病因】

结石由脱落的上皮细胞和变性白细胞凝固而成。

【临床表现】

患者睑结膜表面出现黄白色凝结物,一般无自觉症状,常见于慢性结膜炎患者或老年人。

【治疗原则】

一般无须治疗。如结石突出于结膜表面引起异物感,导致角膜擦伤,可在表面麻醉下用异物针或尖刀剔除。

【本病与眼视光】

本病一般不会影响视力。

第七节 结膜下出血

【病因】

无明确病因。球结膜下出血是由于球结膜下血管破裂或其渗透性增加引起。由于球结膜下组织疏松,出血后易积聚成片状,常仅出现于一眼,可发生于任何年龄组。偶尔可有激烈咳嗽、呕吐等病史,其他可能相关的病史有:外伤(眼外伤或头部挤压伤)、结膜炎症、高血压、动脉硬化、肾炎、血液病(如白血病、紫癜、血友病)、某些传染性疾病(如败血症、伤寒)等。

【临床表现】

初期呈鲜红色,以后逐渐变为棕色。一般 7~12 天内自行吸收。出血量大可沿眼球全周扩散。

【治疗原则】

首先应寻找出血原因,针对原发病进行治疗。出血早期可局部冷敷,2 天后热敷,每天 2 次,可促进出血吸收。

【本病与眼视光】

严格地说,结膜下出血只能是症状,而不是真正的病种。单独出现时,一般不会影响视力。当伴有其他相关病史时,要注意眼部的临床表现。

•• 本 章 小 结 ••

结膜是覆盖于眼睑后和眼球前的一层半透明的黏膜组织,大部分表面暴露于外界,结膜囊通过睑裂直接与外界相通,容易受到外界环境中各种理化因素的刺激和微生物的侵袭。结膜组织中血管和淋巴系统与全身相应结构直接沟通,全身性疾病可累及结膜,邻近部位的疾病也可直接蔓延到结膜,因此,结膜疾病发病率高,其中传染性结膜炎最为常见,结膜炎按发病快慢分为超急性、急性、亚急性和慢性结膜炎。根据病因分为感染性、免疫性、化学性或刺激性、全身疾病相关性、继发性结膜炎等。

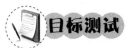目标测试

一、问答题

1. 结膜的解剖特点。

2. 急性细菌性结膜炎的主要临床表现。

3. 巨乳头性结膜炎的常见病因包括哪些?

二、选择题

1. 结膜分为以下哪几个部分

    A. 球结膜和睑结膜   B. 睑结膜和穹窿结膜

    C. 球结膜和穹窿结膜   D. 球结膜、睑结膜和穹窿结膜

2. 关于急性细菌性结膜炎的症状,以下说法不正确的是

    A. 分泌物可为黏液性或脓性   B. 分泌物为黏液性或白色泡沫样

    C. 表层血管充血,呈鲜红色   D. 视力一般不受影响

3. 以下急性细菌性结膜炎处理不正确的是

    A. 开始使用广谱抗生素   B. 包扎患眼

    C. 儿童可以考虑使用眼膏   D. 分泌物较多时,可以冲洗结膜囊

4. 巨乳头性结膜炎多见于以下哪种情况

    A. 戴角膜接触镜或义眼者   B. 户外工作者

    C. 有沙眼衣原体感染史者   D. 春夏季

5. 关于巨乳头性结膜炎的处理原则,说法不正确的是

    A. 更换接触镜,选择高透气性的接触镜或小直径的硬性接触镜,缩短接触镜配戴时间

    B. 加强接触镜的护理,避免使用含有防腐剂及汞等具有潜在抗原活性的护理液

    C. 炎症恶化期间,最好停戴接触镜

    D. 首选广谱抗生素滴眼液

(刘亚琴)

第六章
角 膜 病

•• 学 习 目 标 ••

掌握:角膜的组织结构和生理。

熟悉:角膜的生理病理、角膜炎总论、细菌性角膜炎、单纯疱疹病毒性角膜炎、真菌性角膜炎、圆锥角膜、扁平角膜、接触镜本身引起的并发症、接触镜引起的角结膜异常的临床表现和治疗,以及与眼视光的关系。

了解:角膜基质炎、暴露性角膜炎、角膜老年环、大泡性角膜病变、角膜营养不良、大角膜、小角膜的临床表现和治疗,以及与眼视光的关系。

第一节 概 述

一、角膜的组织结构和生理

角膜位于眼球前部中央,稍向前凸,和巩膜一起构成眼球壁最外层纤维膜,对眼球有重要的保护作用。角膜横径约 11.5mm,垂直径约 10.5mm。略呈横椭圆形,角膜中央厚约 0.5mm,周边约 1mm。角膜表面并非标准球面,前表面中央 1/3 区域接近球面,称光学区,周边部较平坦,鼻侧扁平较颞侧更明显。中央角膜的平均曲率半径是 7.8mm(6.7~9.4mm),角膜的总屈光力约为 43.25D,占正常人眼总屈光力(58.60D)的 74%。因此,通过角膜屈光手术或配戴角膜塑形镜(Orthok)改变角膜的屈光力可改变眼的屈光状态,达到矫正屈光不正的目的。组织学上,角膜由前向后分为 5 层。①上皮细胞层:由 5~6 层鳞状上皮细胞组成,损伤后快速再生,且不留瘢痕,具有微生物屏障作用;②前弹力层:为一层均质无细胞成分的透明膜,损伤后不能再生;③基质层:主要由排列规则的胶原纤维束薄板组成,占角膜厚度的 90%,损伤后不能再生,由瘢痕组织代替;④后弹力层:为较坚韧的透明均质膜,富有弹性,损伤后可再生;⑤内皮细胞层:为单层六角形扁平细胞构成,损伤后不能再生,缺损区主要依靠邻近的内皮细胞扩展和移行来覆盖。具有角膜 -

房水屏障作用。

角膜的特点:①透明性:角膜无血管保证了角膜透明,同时使得角膜抵抗能力弱,病变时修复时间长;②敏感性:角膜感觉神经末梢丰富,感觉敏锐,具有良好的自身防御功能,病变时易引起角膜刺激症状;③屈光性:角膜屈光力约为 +43D,约占整个眼屈光系统屈光力的 70%,因此眼部屈光手术在角膜上完成。

上皮层表面还附有一层泪液膜,闭眼状态下,角膜的氧供 70% 来自睑结膜血管,20% 来自房水,10% 来自角膜缘部血管。角膜基质层吸收水分,角膜内皮层细胞"泵"维持角膜水分的平衡。角膜免疫相关细胞和因子分布差异,角膜为免疫特赦区,但仍可发生排斥反应。

角巩膜缘是角膜和巩膜的移行区,临床上表现为宽约 1mm 的灰白色半透明区域,是前房角及房水引流系统的所在部位,组织学上是角膜缘干细胞所在之处,此处比较薄弱,角巩膜缘在临床上是施行内眼手术的重要标志,也是眼球钝挫伤致眼球破裂的常见部位,其深层睫状血管网扩张称睫状充血。

二、角膜的病理

(一)角膜炎症

(1)浸润期:致病因子侵袭角膜时,首先引起角膜缘血管网的充血,炎性渗出液及炎性细胞随即侵入病变区,形成局限性灰白色的角膜浸润。经过治疗后角膜浸润可吸收,角膜可恢复透明,不留瘢痕。

(2)溃疡期:若浸润未得到控制,浸润水肿继续加重,浸润区角膜组织会因毒素损害及营养障碍而发生变性、坏死、组织脱落,引起组织缺损,形成角膜溃疡。遗留厚薄不等的瘢痕,分别称为角膜云翳、斑翳和白斑(文末彩图 6-1)。

(3)溃疡消退期:若炎症得到控制,则浸润逐渐吸收,溃疡的基底及边缘逐渐清洁、平滑,周围上皮再生修复,将溃疡面覆盖,可有新生血管伸入瘢痕区。

(4)愈合期:上皮再生、溃疡凹面为结缔组织所充填,形成瘢痕。若瘢痕位于瞳孔区,则影响视力(文末彩图 6-2)。

角膜炎的病理演变过程详见表 6-1。

(二)角膜变性

角膜变性是继发于炎症、外伤、代谢或老年性退行性变等的角膜混浊,病因不十分清楚,病情进展缓慢,病变形态各异,常为双侧性,多不伴有充血、疼痛等炎症刺激症状,其临床意义多数不重要,老年环是最常见的一种双侧性角膜周边变性。

(三)角膜营养不良

角膜营养不良是一组与家族遗传有关的原发性进行性角膜病变的总称。起病大多在 20 岁以前,多侵犯角膜中央,双眼对称,病程缓慢,病变区多无新生血管生长,药物治疗无效,影响视力者可行角膜移植手术治疗。

表 6-1 角膜炎的病理演变过程

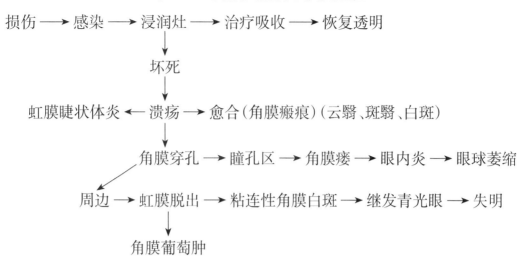

第二节 角 膜 炎 症

一、角膜炎总论

角膜暴露于外界,易受微生物、外伤、化学、物理性刺激因素影响而发炎。

【病因】

1. 感染源性 感染是引起角膜炎最常见的原因。当角膜上皮层受到损伤时,屏障保护功能受到破坏,细菌、病毒、真菌和阿米巴等就乘虚而入,引发角膜感染,病原微生物既可来源于外界的致伤物,也可来自隐藏在眼睑或结膜囊内的各种致病菌。

2. 内源性 主要是自身免疫性疾病,是一种内在性的因素,如结核、风湿、梅毒等引起的变态反应性角膜炎。全身营养不良,特别是婴幼儿维生素 A 缺乏引起的角膜软化症,此外,尚有原因不清楚的蚕食性角膜溃疡等自身免疫性疾病。

3. 角膜邻近组织炎症蔓延 如急性结膜炎可引起浅层点状角膜炎,巩膜炎可导致硬化性角膜炎,虹膜睫状体炎也可以引起角膜炎。

【分类】

临床上多按病因分类,分为感染性、免疫性、外伤性、营养不良性、神经麻痹性、暴露性和全身疾病性角膜炎。其中感染性角膜是我国目前最常见的致盲性眼病之一,其病原体包括:细菌、真菌、病毒、衣原体和棘阿米巴等。

【病理过程】

角膜炎的病理变化过程可分为以下四期:浸润期、溃疡期、溃疡消退期、愈合期。

【临床表现】

1. 症状 眼痛是角膜炎最明显的症状,常持续存在直到炎症消退。同时,角膜炎还引起畏光、流泪、眼睑痉挛等不适,不同程度的视力下降,若病变位于瞳孔区,则视力下降更明显。

2. 体征 睫状充血,角膜浸润、水肿和混浊以及角膜溃疡形成,是角膜炎的基本体征。当角膜发炎时,角膜缘周围睫状前血管网扩张和充血,称睫状充血,充血的角膜缘周围毛细血管网伸出新生的血管支侵入角膜时,称角膜新生血管,当结膜及睫状充血同时出现时称混合充血。严重的角膜炎,可引起不同程度的球结膜水肿。

【治疗】

治疗原则:消除病因及诱因,积极控制感染,抑制炎症反应,促进浸润吸收,促进溃疡愈合,减少瘢痕形成,避免并发症的发生。

1. 病因治疗 积极查找原因,治疗原发病。

2. 散瞳 轻者可用短效散瞳剂托吡卡胺滴眼液滴眼,重者用 1% 阿托品凝胶,可预防虹膜后粘连,减轻炎症反应,解除眼内肌痉挛,减轻眼痛。

3. 抗感染治疗 使用针对细菌、病毒、真菌等不同病原体选用抗生素、抗病毒、抗真菌药物,进行局部和全身使用,是治疗角膜炎控制溃疡发展的最有效途径。急性期频繁滴眼,严重者球结膜下注射,以提高角膜和前房的药物浓度。

4. 热敷 使眼部血管扩张,促进血液循环,增强局部抵抗力和营养,促进炎症和溃疡修复。

5. 包扎 可使眼球减少转动,减轻刺激,有利于炎症康复。

6. 促进愈合 局部使用胶原酶抑制剂如依地酸钠滴眼剂、半胱氨酸等,抑制溃疡发展,口服维生素 C、维生素 B 有助于溃疡愈合,亦可采用中医中药治疗。

7. 糖皮质激素的应用 具有抗炎、减少新生血管及炎症后瘢痕形成的作用。但也有影响上皮愈合和创口修复的缺点。使用与否最好由专业医生把关。

8. 手术治疗 对于药物治疗无效、病情急剧发展、可能或已经导致溃疡穿孔,以及眼内容物脱出者,可考虑治疗性角膜移植。

【本病与眼视光】

1. 角膜浸润、溃疡、瘢痕引起不同程度的视力下降,若病变位于瞳孔区,则视力下降更明显,穿孔、眼内炎等并发症可毁坏眼球致失明。

2. 利用角膜接触镜作为一种光学绷带来治疗某些角膜病变,另外,亦可利用软镜的亲水特性,将其作为药物的载体,起药物缓释与增加局部药物浓度的作用,治疗角膜炎。

二、细菌性角膜炎

细菌性角膜炎是由细菌感染引起的角膜上皮缺损及缺损区下角膜基质坏死的化脓性角膜炎,又称细菌性角膜溃疡。病情多较危重,如果得不到及时有效的治疗,可发生角膜溃疡穿孔,甚至眼内感染,最终眼球萎缩而致残。即使能控制其发展,也会因角膜瘢痕、新生血管、葡萄肿等后遗症,严重影响视力甚至失明。

【病因】

1. 外伤是细菌性角膜炎最常见的危险因素之一,角膜外伤、角膜异物剔除、倒睫、配戴角膜接触镜等各种原因一旦损伤角膜,导致上皮细胞层屏障破坏,易造成角膜细菌感染。

2. 全身性疾病导致机体抵抗力低下,以及年老体弱、营养不良、维生素缺乏,局部长期使用糖皮质激素、角膜内皮细胞失代偿引起大泡性角膜病变,均可能继发细菌感染。

3. 邻近组织炎症影响,睑缘炎、慢性泪囊炎、干燥性角膜炎等邻近组织疾病均容易导致角膜细菌感染。

常见致病菌有肺炎链球菌、金黄色葡萄球菌、铜绿假单胞菌、表皮葡萄球菌、肠道杆菌、草绿色链球菌、克雷伯菌、类白喉杆菌、沙雷菌、奈瑟菌等。

【临床表现】

一般起病急骤,表现为明显的角膜刺激症状眼痛、畏光、流泪、眼睑痉挛和视力下降,常有较多脓性分泌物。检查可见眼睑肿胀、球结膜水肿、睫状充血或混合充血,角膜近中央处出现灰白或灰黄色浸润灶。若未及时控制病情,浸润灶会迅速扩大,组织坏死脱落形成角膜溃疡。但不同的细菌具体表现也不同。

1. 革兰氏阳性球菌感染者 常发生于已受损的角膜,表现为圆形或椭圆形病灶,伴有边界明显灰白的基质浸润,呈匐行性进展,伴有前房积脓(文末彩图 6-3)。

2. 革兰氏阴性细菌感染者 多表现为快速发展的角膜液化性坏死,如铜绿假单胞菌所致的角膜溃疡。结膜囊内大量黄绿色黏稠分泌物,前房积脓严重。如不及时控制,数日内可导致角膜坏死穿孔或全眼球炎(文末彩图 6-4)。

【诊断】

根据临床表现通常不能作出病因诊断。从浸润灶刮取病变组织,涂片染色查找细菌,有助于早期病因诊断,明确病原学诊断需要做细菌培养,并同时进行药物敏感试验,为筛选敏感抗生素提供依据。

【治疗原则】

治疗原则:去除病因,控制感染,促进愈合,减少瘢痕。

1. 病因治疗 局部使用抗生素,控制溃疡的发展,是治疗细菌性角膜炎最有效途径。急性期频繁滴眼。严重者球结膜下注射,以提高角膜和前房的药物浓度。革兰氏阳性球菌常选用头孢唑林钠、妥布霉素等抗生素;革兰氏阴性杆菌常选用头孢他啶、喹诺酮类等。

2. 促进愈合 局部使用胶原酶抑制剂如依地酸钠、半胱氨酸等,抑制溃疡发展。口服维生素 C、维生素 B 有助于溃疡愈合。

3. 散瞳 并发虹膜睫状体炎者应给予 1% 阿托品滴眼液或眼膏散瞳。

4. 手术 药物治疗无效或可能导致溃疡穿孔,眼内容物脱出者,可考虑治疗性角膜移植。

【本病与眼视光】

所有类型的角膜接触镜都可能造成角膜的细菌感染,其中软性接触镜过夜配戴者发生比例最高。配戴角膜接触镜导致角膜细菌感染,与接触镜本身对角膜上皮结构及功能的影响、镜片及镜片盒的细菌污染、配戴和护理方式,以及配戴者的生活与卫生习惯等均有密切关系。

三、单纯疱疹病毒性角膜炎

单纯疱疹病毒性角膜炎是由单纯疱疹病毒感染引起的角膜炎。其发病率和致盲率居角膜病首位。

【病因】

单纯疱疹病毒分为Ⅰ型和Ⅱ型。角膜感染以Ⅰ型居多。Ⅱ型主要感染生殖器。

人体第一次被单纯疱疹病毒感染常发生于无免疫力的幼儿期,称为原发感染,表现为在三叉神经支配的头、面部皮肤和黏膜的疱疹。此后,病毒就在三叉神经节内终生潜伏。当机体抵抗力下降时,潜伏在神经节内的病毒可激活引起复发。故本病的特点为反复发作,最终可失明。

【临床表现】

临床上见到的单纯疱疹病毒性角膜炎几乎多是复发性感染,特点是患者多有上呼吸道感染、发热等机体抵抗力下降的诱因。

患者常见的症状是眼痛、畏光、流泪、异物感及视力下降。检查可见眼睑肿胀、球结膜水肿、睫状充血或混合充血,角膜可见溃疡病灶。根据病灶形态分为三个类型:

1. 树枝状和地图状角膜炎 角膜上皮点状溃疡,继而逐渐融合成树枝状(文末彩图6-5),若病情进一步发展,病灶向角膜周边及基质扩展,可形成地图状溃疡。

2. 盘状角膜炎 为角膜基质炎的典型类型。表现为角膜上皮完整,无溃疡,中央区基质层呈盘状水肿、增厚,可伴有少量角膜后沉着物。

3. 坏死性角膜基质炎 表现为角膜有严重的炎症浸润、坏死甚至穿孔。

【治疗】

治疗原则:抑制病毒在角膜里的复制,减轻炎症反应引起的角膜损害。

1. 常用抗病毒药物 应用阿昔洛韦(无环鸟苷)、更昔洛韦、利巴韦林(病毒唑)等滴眼液及眼膏。严重者需口服阿昔洛韦或干扰素等抗病毒药物。

2. 糖皮质激素的应用 树枝状和地图状角膜溃疡禁用;盘状角膜炎在抗病毒基础上使用。

3. 其余治疗同细菌性角膜炎。

【本病与眼视光】

感冒期间配戴角膜接触镜警惕得病毒性角膜炎。

四、真菌性角膜炎

案例

王某,女,40岁,来院检查。诉1周前在田间耕作时左眼被稻草划到后疼痛、畏光、流泪,在当地医院治疗无明显好转。检查:远视力:右眼1.0,左眼0.2,小孔视力无明显提高,裂隙灯检查可见左眼角膜中央浸润灶呈白色,质密,表面欠光滑,眼底窥不清。右眼未见异常。

请问:1. 该患者的诊断是什么?

2. 应如何进行治疗?

真菌性角膜炎是由真菌引起的致盲率极高的感染性角膜炎。

【病因】

多见于植物性角膜外伤史或长期应用抗生素、糖皮质激素等免疫抵抗力低下者。常见的致病菌有镰刀菌、曲霉菌、白念珠菌、青霉菌及酵母菌等。

【临床表现】

1. 起病缓慢,畏光、流泪、疼痛等刺激症状较轻,但视力下降明显。检查见角膜浸润灶呈灰白色,致密,表面欠光泽呈"牙膏样"外观,边界清楚。有时在角膜感染灶旁可见"伪足"或"卫星灶"浸润,前房积脓呈灰白色黏稠状(文末彩图6-6)。局部体征不典型时需与其他类型的角膜炎相鉴别(表6-2)。

表6-2 细菌性、病毒性和真菌性角膜炎的鉴别

	细菌性	病毒性	真菌性
起病	急骤	慢、单眼反复	缓慢
诱因	外伤、异物	感冒、抵抗力差	植物性外伤
疼痛,睑痉挛	中等刺激,充血水肿剧烈	可睁眼结膜反应轻	睁眼自如而病灶严重
溃疡形态特征	圆形、边缘模糊、表面污秽不光滑	表面干净树枝或地图状	不规则、表面粗糙牙膏状、边缘略清楚
前房积脓	多为黄绿色	稀、少,灰白色随头位移动	黏稠,正中高两侧低
病原体检查	刮片可见细菌	分离可检测病毒	刮片可见菌丝
治疗反应	抗生素有效	抗病毒有效	抗真菌有效

2. 角膜刮片找到菌丝或孢子可以明确诊断,真菌培养可鉴定真菌种类。

【治疗】

1. 局部使用抗真菌药物。包括多烯类:如两性霉素B、那他霉素;咪唑类:咪康唑;嘧啶类:氟胞嘧啶滴眼液及眼膏,也可以结膜下注射或全身用药。

2. 禁用糖皮质激素,其余治疗同细菌性角膜炎。

【本病与眼视光】

真菌性角膜炎患者禁忌配戴角膜接触镜,如碰到疑似真菌感染患者,需转诊至有治疗条件的医院进一步确诊治疗。

五、棘阿米巴角膜炎

【病因】

棘阿米巴原虫主要存在于土壤、淡水、海水、游泳池、空气、谷物和家畜中。它能抵抗冷冻、干燥和常规浓度氯的杀灭。在发达国家,71%~85%的感染与戴角膜接触镜有关。在我国,38%左右与角膜接触镜有关。

【临床表现】

单眼发病,起病一般比较缓慢,异物感、畏光、流泪和视力减退,上皮不规则、粗糙或反复上皮糜烂混浊、假树枝状或局部点状荧光素染色,严重的眼部疼痛,程度超过体征,基质浸润,沿角膜神经分布的放射状浸润,角膜溃疡,卫星灶,前房积脓,角膜穿孔(文末彩图6-7)。

【诊断】

棘阿米巴角膜炎的诊断需从角膜病灶中取材涂片染色找到棘阿米巴原虫或从角膜刮片培养出棘阿米巴。角膜共焦显微镜检查有助于棘阿米巴角膜炎的活体诊断。

【治疗原则】

早期可试行病灶区角膜上皮刮除。药物治疗:可选用氨基糖苷类、阳离子防腐剂、芳香族双脒、咪唑类等,通常采用联合用药。糖皮质激素类药物可加重角膜浸润和基质中胶原组织的坏死,一般不主张使用。后期促进溃疡修复,可用表皮生长因子、眼表润滑剂作为辅助治疗。手术治疗:板层或穿透性角膜移植,术后局部给予抗阿米巴药物治疗半年以上,防止复发。

【本病与眼视光】

棘阿米巴角膜炎患者禁忌配戴角膜接触镜,如碰到疑似真菌感染患者,需转诊至有治疗条件的医院进一步确诊治疗。

六、神经麻痹性角膜炎

【病因】

三叉神经遭受外伤、手术、炎症或肿瘤等破坏时,受其支配的角膜失去知觉及反射性瞬目的防御作用,角膜上皮干燥,并易受机械性损伤。

三叉神经有调节角膜营养代谢的作用,其损害会引起角膜营养障碍,在上皮脱落时容易遭受感染。

【临床表现】

由于角膜知觉丧失,即使角膜炎症严重,患者也可无明显自觉症状。

【治疗原则】

1. 保护角膜上皮,使用人工泪液、润滑剂。

2. 预防感染。

3. 戴角膜接触镜或包扎。

4. 睑缘缝合术。

5. 积极治疗三叉神经损害的原发疾病。

【本病与眼视光】

可根据情况配戴防护框架眼镜,此类顾客需到有治疗条件的医院诊断治疗。

七、暴露性角膜炎

【病因】

眼睑缺损、眼球突出、瘢痕性眼睑外翻、上睑下垂矫正术后上睑滞留,睑闭合不全。面神经麻痹、深麻醉或昏迷。

【临床表现】

角结膜上皮干燥、粗糙;结膜充血、肥厚,角膜上皮点状糜烂,缺损;新生血管形成;化脓性角膜溃疡。

【治疗原则】

去除暴露因素,保护和维持角膜的湿润状态。

【本病与眼视光】

可根据情况配戴防护框架眼镜,此类顾客需到有治疗条件的医院诊断治疗。

八、蚕食性角膜溃疡

【病因】

确切病因不清,可能包括外伤、手术或感染,诱导改变了角膜上皮及结膜的抗原性,使机体产生自身免疫。蚕食性角膜溃疡是一种自发性、慢性、边缘性、进行性、疼痛性角膜溃疡。

【临床表现】

多发于成年人,男女发病率相似。多数为单眼发病,多见于老年人,症状相对较轻,病情进展缓慢;少数为双眼发病,多见于年轻人,症状相对较重,病情进展迅速。主要症状有剧烈眼痛、畏光、流泪及视力下降;病变初期,周边部角膜出现浅基质层浸润,常位于角膜内侧或外侧,随后浸润区角膜出现上皮缺损,继而形成溃疡。溃疡沿角膜缘呈环状发展,并向中央区浸润,浸润缘呈潜掘状,略微隆起,最终可累及全角膜(文末彩图6-8)。少数患者溃疡向深层发展,可引起角膜穿孔。在溃疡区与角膜缘之间无正常角膜组织分隔,且溃疡不超过角膜缘侵犯巩膜是本病的特点。

【诊断】

诊断本病前应排除其他可能引起周边部角膜溃疡的全身性疾病,如类风湿关节炎等。

相应的实验室检查有助于排除这些疾病。

【治疗原则】

局部使用糖皮质激素、胶原酶抑制剂、免疫抑制剂、抗生素。对病情严重或双眼患者，全身运用免疫抑制剂有一定疗效，此病多需手术治疗。

【本病与眼视光】

蚕食性角膜溃疡是治疗非常棘手的一类角膜疾病，需至有治疗条件的医院行规范的诊断治疗。

第三节　角膜先天异常

圆锥角膜

【病因】

圆锥角膜是一种表现为局限性角膜圆锥样突起，伴突起区角膜基质变薄的先天发育异常。其发病与遗传因素有关，但遗传背景和遗传方式复杂。可伴有其他先天性疾患，如先天性白内障、Marfan 综合征、无虹膜、视网膜色素变性等。

【临床表现】

多见于青春期前后，双侧性，但双眼可先后发病，病情也可不一致。表现为进行性视力下降，初期能用近视镜片矫正，后期因不规则散光需戴硬性角膜接触镜（RGP）才能矫正视力。典型体征为角膜中央或旁中央锥形扩张，为圆形或卵圆形，角膜基质变薄区在圆锥的顶端最明显（文末彩图 6-9）。Munson 征：向下注视时，锥体压迫下睑缘形成的角状皱褶；角膜深层基质板层皱褶增多而引起的垂直性 Vogt 条纹，平行于圆锥较陡的散光轴，角膜表面轻轻加压可使 Vogt 条纹消失。Fleischer 环：为直径 5~6mm、宽约 0.5mm 的褐色环，位于圆锥基底部的上皮区。圆锥进一步发展可导致角膜后弹力层破裂，可引起急性基质水肿，视力明显下降（文末彩图 6-10）。急性水肿一般于 6~8 周后消退，遗留中央区灶性角膜混浊。

【诊断】

典型的圆锥角膜不难诊断。但病变早期临床表现不典型时，圆锥角膜不容易被发现。目前最有效的早期诊断方法为角膜地形图检查（文末彩图 6-11），对可疑的变性近视散光的青少年，应常规进行角膜地形图检查。

【治疗原则】

1. 硬性角膜接触镜　早期及中期提高视力，防止发展（文末彩图 6-12）。

2. 角膜移植　晚期视力不能矫正，配戴硬性角膜接触镜仍不能有效控制发展者，穿透性角膜移植和深板层角膜移植均是有效的方法，使患者获得良好的视力。但对角膜内皮无异常的患者，倾向于选择深板层角膜移植术（文末彩图 6-13）。

3. 近年开展的紫外线核黄素交联治疗也取得较好的疗效,但远期结果尚需进一步观察。

【本病与眼视光】

早期及中期配戴硬性角膜接触镜,以提高视力,防止发展。此类顾客需到有治疗条件的医院或视光中心诊断治疗。

第四节 角膜接触镜引起的相关并发症

角膜接触镜不仅可用于矫正屈光不正,也可用于治疗许多角膜病。因此,目前角膜接触镜的使用非常普遍。

一、接触镜本身引起的并发症

镜片缺陷、镜片沉积物(文末彩图6-14),接触镜本身引起的角结膜异常。

1. 中毒性结膜炎 角膜接触镜溶液中含有化学物质,可引起结膜充血、点状角膜上皮脱失或上皮糜烂。

2. 过敏反应 镜片护理产品中的某些成分可引起变态反应,表现为结膜充血、角膜上皮脱失,甚至可引起角膜上皮下浸润等。

3. 巨乳头性结膜炎 多见于配戴软性角膜接触镜人群,表现为上睑结膜出现直径1mm以上的巨大乳头状增生,一旦发生,立即停戴接触镜,药物治疗。

4. 角膜上皮损害 由于戴镜时间过长或镜片透氧性低,局部乳酸增多及二氧化碳浓度增高所致。

5. 角膜基质浸润 常与缺氧、化学物质刺激有关。

6. 角膜内皮变化 任何透氧低的接触镜均可引起角膜内皮变化,与缺氧及角膜基质中酸性物质增多有关,硬性高透气性角膜接触镜引起变化较轻微。

7. 角膜新生血管 常见于配戴软性角膜接触镜人群,可能由于缺氧引起血管生长因子等释放,促进新生血管形成。

8. 感染性角膜炎 配戴接触镜个人卫生习惯不好、配戴时间过长、镜片透氧性差、压迫过紧等是导致感染性角膜炎的危险因素,是配戴接触镜最严重的并发症,应立即停戴,快速抗感染治疗。

目前,硬性高透气性角膜接触镜日戴、夜戴均被广大眼科医生、眼视光医生接受,广泛运用于临床工作。

二、屈光性角膜手术并发症

1. 角膜散光矫正术 角膜基质水肿、散光回退。

2. 表层角膜镜片术 上皮不愈合、感染、上皮层间植入。

3. PRK 手术　Haze、屈光回退、眩光、激素性青光眼。

4. LASIK 手术　角膜上皮层间植入或内生、角膜瓣脱失、激素性青光眼。

三、其他角膜异常

1. 角膜变性　进展缓慢,与遗传无关,包括角膜老年环、带状角膜病变、边缘性角膜变性。

2. 角膜营养不良　遗传性、双眼性、原发性的具有病理组织学特征的改变,而与原来的角膜组织炎症或系统疾病无关,包括上皮基底膜营养不良、颗粒状角膜营养不良、Fuchs角膜内皮营养不良。

3. 角膜皮样瘤　为先天发育异常,在组织学上并不是真正的肿瘤,其来源于胚胎性皮肤,肿物表面覆盖上皮,内由纤维组织和脂肪组织组成,可含有毛囊、毛发及皮脂腺、汗腺。病变一般侵及角膜实质浅层,偶尔可达角膜全层甚至前房内。

●●● 本 章 小 结 ●●●

角膜病是我国的主要致盲眼病之一,在防盲治盲工作中占有重要地位。角膜无血管,修复功能差,神经丰富,疼痛感觉敏锐。

角膜疾病以感染性角膜炎症最多见,感染的病原体多为细菌、真菌、病毒等。角膜炎常见症状包括刺激症状(眼痛、畏光、流泪、眼睑痉挛)和视力下降。典型体征包括睫状充血、角膜溃疡和前房反应(房水混浊或前房积脓)。

在角膜溃疡愈合过程中,会在角膜上遗留厚薄不等的瘢痕。可分为:角膜云翳、角膜斑翳和角膜白斑。瘢痕不在瞳孔区者,视力一般影响不大;在瞳孔区者或者有较大的瘢痕,可伴有新生血管伸入,视力影响严重。溃疡穿孔的病例,可继发青光眼、角膜葡萄肿等而导致无光感或眼球萎缩。

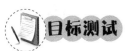目标测试

一、问答题

1. 细菌性、真菌性、病毒性角膜炎的鉴别及治疗?

2. 圆锥角膜的临床表现及治疗?

3. 角膜接触镜本身引起的角结膜异常有哪些?

二、选择题

1. 真菌性角膜炎宜选用的药是

A. 妥布霉素　　　　　B. 多黏菌素　　　　　C. 氧氟沙星

D. 可的松　　　　　　E. 氟康唑

2. 角膜基质炎最常见的原因为

A. 结核   B. 先天性梅毒   C. 单纯疱疹病毒

D. 麻风   E. 流行性腮腺炎病毒

3. 圆锥角膜的治疗不包括

A. 硬性角膜接触镜   B. 软性角膜接触镜   C. 紫外线核黄素交联术

D. 角膜移植术   E. 准分子激光手术

4. 棘阿米巴原虫主要存在于

A. 土壤   B. 淡水、海水   C. 游泳池、空气

D. 谷物和家畜中   E. 人体

5. 真菌性角膜炎治疗禁忌使用

A. 两性霉素   B. 咪康唑   C. 氟胞嘧啶

D. 激素   E. 阿托品

（余 祥）

第七章

青　光　眼

学习目标

掌握:正常眼压的范围,各种青光眼与眼视光的关系。

熟悉:青光眼的概念和分类,青光眼的常规检查,原发性、继发性、先天性青光眼的临床表现、治疗原则。

了解:各种青光眼的病因。

青光眼作为目前全球第二致盲眼病,严重威胁着人类的视觉健康。部分青光眼患者发病急骤,可在数天内甚至数小时内视力迅速下降,部分患者毫无症状,在不知不觉中逐渐失明。2000年,全球青光眼患者约为6 700万,其中约10%的患者失明。据推测,在我国约有676万原发性青光眼患者,其中双眼盲为16%,单眼盲为17%。

青光眼是一组以特征性视神经萎缩和视野缺损为共同特征的疾病,病理性眼压增高是其主要危险因素。其有一定的遗传倾向,在患者的直系亲属中,10%~15%的个体可能发生青光眼。种族、年龄、近视眼、心血管疾病、糖尿病、血液流变学异常,也都可能是青光眼的危险因素。

考点提示

正常人群的生理性眼压范围?

眼压是眼球内容物作用于眼球内壁的压力,正常人群的生理性眼压范围在10~21mmHg,但不能机械地把眼压＞21mmHg认为是病理性。部分患者为高眼压症或正常眼压性青光眼。

青光眼常规临床检查有眼压、房角、视野、视盘检查。

青光眼可分为原发性青光眼、继发性青光眼、先天性青光眼三大类。

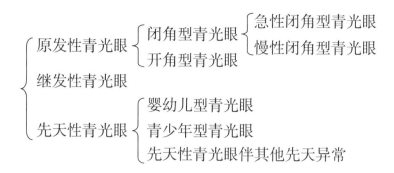

$$
\left\{
\begin{array}{l}
原发性青光眼\left\{
\begin{array}{l}
闭角型青光眼\left\{
\begin{array}{l}
急性闭角型青光眼\\
慢性闭角型青光眼
\end{array}
\right.\\
开角型青光眼
\end{array}
\right.\\
继发性青光眼\\
先天性青光眼\left\{
\begin{array}{l}
婴幼儿型青光眼\\
青少年型青光眼\\
先天性青光眼伴其他先天异常
\end{array}
\right.
\end{array}
\right.
$$

案例

10 岁女童,右眼视力下降,视物不清,来眼镜店配镜。诉 8 岁体检时发现右眼视力低,左眼视力正常,无其他不适,未予重视和处理。检查发现,裸眼视力:右眼 0.05,左眼 1.0;针孔远视力:右眼 0.4,左眼 1.0;眼压:右眼为 38mmHg,左眼为 13mmHg。眼底照片发现视杯凹陷,色泽淡白;自动视野计检测发现视野大范围缺损。

请问:1. 验光配镜能否解决该顾客的视力问题?

2. 该顾客视力下降、视野缺损的原因是什么? 如何进行指导?

第一节 原发性青光眼

原发性青光眼病因机制不明,根据其眼压升高时前房角的状态是关闭还是开放,分为闭角型青光眼和开角型青光眼。

一、原发性闭角型青光眼

原发性闭角型青光眼是一种常见的青光眼类型,由于眼球前房角关闭,眼内的房水排出受阻所致。

【病因】

病因尚未阐明。目前认为须具备两个因素,即眼球解剖结构的异常与促发机制的存在。

眼球解剖结构的异常,如较浅的前房(文末彩图 7-1)、狭窄的房角、较短的眼轴、相对较小的角膜、晶状体相对较大较厚且位置偏前等;促发机制,如情绪波动、过度劳累、近距离用眼过度、暗室环境、全身性疾病、气候变化、神经体液调节失常等。

【临床表现】

根据眼压升高是骤然发生还是逐渐发生,可分为急性和慢性闭角型青光眼。

急性闭角型青光眼多见于老年女性,临床经过可分为以下六期。

1. 临床前期　无症状。

2. 先兆期　多在傍晚时分、黑暗环境中工作或近距离用眼时出现,如雾视、虹视、额部疼痛、鼻根部酸胀、眼压可达 40mmHg 以上、结膜充血、角膜上皮轻度雾状水肿、前房浅、房角大部分关闭、瞳孔稍扩大、对光反射迟钝等。

3. 急性发作期　视力急剧下降(严重者仅存光感)、剧烈的眼痛及头痛、恶心呕吐、球结膜水肿、结膜充血、角膜水肿呈雾状混浊、角膜后可有色素颗粒沉着、前房极浅、房角闭塞、房水混浊、虹膜水肿、虹膜萎缩、瞳孔扩大、对光反应消失、晶状体前囊下出现半透明瓷白色或乳白色混浊斑点(青光眼斑)(文末彩图 7-2)、眼压多在 50mmHg 以上、眼压甚至超过 80mmHg。

4. 缓解期　小发作或急性发作经治疗或自行缓解,眼压恢复正常范围,结膜充血、角膜水肿消退,中心视力恢复到发作前水平或略有下降,房角重新开放或者大部分开放。

5. 慢性进展期　反复发作后,形成房角粘连、小梁网严重破坏、眼压持续升高、视盘逐渐凹陷和萎缩、视野开始受损并逐渐缩小。

6. 绝对期　视力完全丧失(无光感)且无法挽救,剧烈眼痛、持续高眼压、眼组织特别是视神经遭严重破坏。

慢性闭角型青光眼:反复发作,发作时轻度眼痛、头痛、视物模糊、虹视、前房浅、房角狭窄、虹膜粘连、眼压升高、视盘出现凹陷萎缩、视野损害。

【治疗原则】

1. 先用药物治疗,迅速降低眼压,减少组织损害、保护视神经,待眼压下降后及时选择适当的手术治疗。

2. 若药物治疗不能使眼压降至正常,应尽早采用手术方法进行降压处理。

【本病与眼视光】

1. 急性发作后,虽然中心视力可恢复到发作前或略有下降,但常遗留不同程度的色觉、对比敏感度的损害。如顾客反映,在雾天、雨天、烈日下看东西不清,或者对于边界模糊的物体分辨不清,则考虑对比敏感度受到损害。

2. 慢性闭角型青光眼,由于临床症状轻微,不易被发现,大多数顾客初次发现时已伴有视力严重下降,视野缺损、视功能遭到损害。

二、原发性开角型青光眼

原发性开角型青光眼病程进展缓慢,症状隐蔽,眼压升高时房角始终是开放的。本病常见于中青年,男性高于女性,具有种族及家族倾向性。

【病因】

病因尚不完全明了,可能与遗传有关,糖尿病、甲状腺功能减退、心血管疾病、血液流变学异常、近视眼、视网膜静脉阻塞等为高危因素。部分眼组织病理改变可能与本病有关。

【临床表现】

多数患者早期无明显症状,少数患者在眼压波动时可出现轻微头痛、眼胀、视疲劳。多数患者中心视力下降不明显,晚期视野缩小,可有夜盲。

早期眼压波动较大,清晨至午夜逐渐下降,冬季较夏季高;眼前节多无明显异常;早期视神经损害不对称,视盘的视杯凹陷(文末彩图 7-3),视盘上或周围浅表可见线状出血。特征性的改变为视网膜神经纤维层缺损,眼底照相间断朝向或与视盘边缘接触的暗色楔形缺损。局限性盘沿变窄以及视盘杯凹切迹(文末彩图 7-4)。晚期视盘呈盂状凹陷,色泽淡白;视野缺损;获得性色觉障碍,对比敏感度下降。

【治疗原则】

1. 先用药物治疗,若药物治疗不满意,则采用激光、手术治疗。

2. 对于已有视神经和视野损害的病例,一些学者主张积极地手术治疗。

【本病与眼视光】

1. 近视眼患者是原发性开角型青光眼的高危人群,近视眼特别是高度近视患者,来店配镜的高度近视患者,应告知定期检测眼压,预防青光眼的发生。

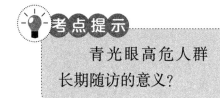

考点提示

青光眼高危人群长期随访的意义?

2. 多数患者中心视力下降不明显,但对比敏感度下降较显著。视功能并不仅仅体现在 100% 对比度的视力上,低对比度的视力也是体现视功能的一个重要指标。所以,也可通过检查低对比度的视力,早期发现青光眼。

第二节　继发性青光眼

继发性青光眼是指由于某些眼及全身性疾病,或某些手术与药物的应用,干扰了正常的房水循环而引起眼压升高的一组青光眼。继发性青光眼除眼压增高外,还伴有严重的原发病,因此病情复杂,预后差。

一、炎症相关性青光眼

【病因】

各种累及眼部(包括眼球内和眼眶)的炎症,都可以破坏正常的房水循环而引起眼压升高。

【临床表现】

临床常见的有两种:虹膜睫状体炎引起的青光眼,青光眼睫状体炎综合征。

虹膜睫状体炎引起的青光眼:虹膜前粘连、瞳孔闭锁(文末彩图 7-5)、瞳孔膜闭、房水流出障碍、眼压升高。

青光眼睫状体炎综合征:多见于青壮年,单眼发病,起病急,可出现眼胀、眼痛、虹视等症状。眼科检查发现眼压升高,高达 40~60mmHg,羊脂状角膜后沉着物(KP)(文末彩图 7-6),前房深,房角开放,房水无明显混浊,不引起瞳孔后粘连,视盘和视野检查正常。

【治疗原则】

1. 虹膜睫状体炎引起的青光眼　对于急性虹膜睫状体炎引起的青光眼,控制炎症为主,充分散瞳、局部(必要时全身)使用足量的糖皮质激素,同时配合降眼压药治疗;对于陈旧性虹膜睫状体炎引起的青光眼,多需手术治疗,术前应用适量的皮质类固醇治疗。

2. 青光眼睫状体炎综合征 为自限性疾病,常能自行缓解,预后较好,易复发。糖皮质激素、降眼压治疗可以缩短病程。反复发作需手术治疗。

【本病与眼视光】

对于单眼反复发作性视物模糊来店验光配镜的青壮年顾客,应详细检查,测量眼压。如果伴有眼压升高,应考虑青光眼睫状体炎综合征的可能。

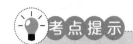
考点提示

对于单眼反复发作性视物模糊来店验光配镜的青壮年顾客,应注意什么?

二、外伤性青光眼

【病因】

眼球钝挫伤可引起眼内组织结构的改变,使得房水流出受阻,造成眼压升高。

【临床表现】

除眼球钝挫伤外,可有眼压增高、前房积血、玻璃体积血、小梁网损伤、房角后退、晶状体位置异常等体征。

【治疗原则】

外伤性青光眼在抗青光眼治疗时可进行前房冲洗,必要时联合玻璃体切除术。如果小梁网功能已失代偿,需行滤过性手术治疗。房角后退性青光眼较难用药物控制,在滤过性手术时需加抗代谢药。

【本病与眼视光】

对于儿童外伤性青光眼,应根据儿童眼球的发育特点及生理特性来选择合适的治疗方案,合理的治疗措施可起到降低眼压、改善视力、恢复视功能的目的。患儿视觉功能的重建,还需要及时有效的屈光矫正和长期系统的弱视训练。

三、新生血管性青光眼

【病因】

新生血管性青光眼由眼部缺血性疾病引起,房角新生血管伴有的纤维组织膜可阻塞小梁网引起开角型青光眼,最终纤维血管膜收缩,形成周边前粘连,房角关闭。

【临床表现】

眼痛,畏光。视力常为手动至指数、眼压可达60mmHg以上、角膜水肿、虹膜新生血管、瞳孔领色素外翻(文末彩图7-7)、房角内有不同程度的周边前粘连、瞳孔固定散大。

【治疗原则】

1. 当视网膜有缺血现象时,可考虑行视网膜光凝术,以防虹膜新生血管的形成。

2. 新生血管性青光眼常规方法治疗差,近年来常用青光眼引流阀植入术、光凝术、冷冻术等。

【本病与眼视光】

1. 新生血管性青光眼难治疗,预后差,虽经积极治疗,多数患者的视力仍下降或丧失,对视功能的损伤极其严重。所以应积极治疗原发病、预防新生血管性青光眼的发生,尽可能保留或挽救患者的视功能。

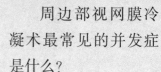

考点提示

周边部视网膜冷凝术最常见的并发症是什么?

2. 对于部分患者采用周边部视网膜冷凝要慎重,如操作不慎,可使患者丧失周边视野。

四、激素性青光眼

【病因】

眼局部或全身应用激素后引起小梁网功能和细胞外基质改变,房水外流通道阻力增加,导致眼压在数天或数小时后升高。易感人群有原发性开角型青光眼及其一级亲属,高度近视、糖尿病、结缔组织病尤其是类风湿关节炎。

【临床表现】

头痛、眼胀、视疲劳、中心视力下降不明显、眼压波动较大、眼前节多无明显异常、视盘的视杯凹陷、视盘上或周围浅表可见线状出血、视网膜神经纤维层缺损、视野缺损。

【治疗原则】

1. 预防为主。尽量少用或不用激素,如必须使用,应加强随访,告知患者可能的并发症。

2. 已发生青光眼患者,首先停药,降压治疗,药物无效时,手术治疗。

【本病与眼视光】

1. 本病临床上多见于春季卡他性结膜炎皮质类固醇的治疗,此类患者多为儿童和青少年,高眼压引起的视物模糊等症状常被误认为由近视引起。对于此类来店要求验光配镜顾客,应详细询问,仔细检查。

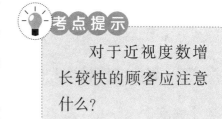

考点提示

对于近视度数增长较快的顾客应注意什么?

2. 高度近视是本病的易感人群,所以对于高度近视使用激素治疗的患者,应严密观察眼压及近视度数的改变。对于近视度数增长较快的顾客,明确近视增长较快的原因,排除青光眼的可能。

第三节　先天性青光眼

先天性青光眼是由于胎儿发育过程中,前房角发育异常,小梁网 -Schlemm 管系统不能发挥有效的房水引流功能而使眼压升高的一类青光眼。

一、婴幼儿性青光眼

【病因】

婴幼儿性青光眼病因尚未充分阐明。可能为房角结构异常导致眼压升高。具有遗传性。

【临床表现】

常在 3 岁之前发病。畏光、流泪、眼睑痉挛是本病三大特征性症状。眼压升高导致眼球增大尤其是角膜增大,角膜横径超过 12mm(正常婴儿角膜横径一般不超过 10.5mm)(文末彩图 7-8)。角膜水肿、角膜混浊、后弹力层破裂、前房加深,房角异常,青光眼性视盘凹陷。常合并弱视。

【治疗原则】

1. 婴幼儿性青光眼病应及早发现尽早手术。

2. 术后应注意矫正合并可能合并存在的屈光不正,并纠正弱视。

【本病与眼视光】

> 考点提示
>
> 婴幼儿性青光眼术后防治弱视。

1. 3 岁以下儿童不能通过视力表有效地检查视力,可通过注视、遮盖试验、视觉的直接反应、强迫选择优先注视卡片、Teller 视力卡片等对患儿视力障碍情况进行初步判断,指导进一步确诊检查。

2. 应进行屈光矫正和视力训练,防止弱视的发生,促进融合功能的发育。

二、青少年型青光眼

【病因】

青少年型青光眼发病与遗传有关,部分常染色体显性遗传病例的致病基因已被定位于染色体 1q21-31。

【临床表现】

青少年型青光眼一般在 6 岁以后、30 岁以前发病。患者通常无症状,眼压增高一般不会导致眼球壁代偿性扩张,但巩膜仍富有弹性,可表现为变性近视。部分患者直到出现明显的视功能损害如视野损害,甚至出现失用性斜视时才就诊。临床表现与原发性开角型青光眼类似。

【治疗原则】

1. 先用药物治疗,若药物治疗不满意,则采用激光、手术治疗。

2. 对于已有视神经和视野损害的病例,一些学者主张积极地手术治疗。

【本病与眼视光】

1. 对于近视增加较快的顾客,不能单纯地验光配镜,应该怀疑青光眼的可能,详细检查。

2. 对于出现视功能损害的顾客,如弱视、斜视等,应给其验光配镜和斜弱视训练,这对于恢复视功能至关重要。

●● 本 章 小 结 ●●

青光眼是指眼压间断或持续升高的一种眼病,持续的高眼压给眼球各部分组织带来损害,如不及时治疗,可出现视力下降或失明,视功能损害,视野缺失。青光眼的种类主要有三种:原发性青光眼、继发性青光眼、先天性青光眼。各种类型的青光眼的临床表现及治疗原则各不相同,应做到早发现、早治疗。青光眼治疗的目的是保存视功能,治疗方案有降压药物治疗、视神经保护治疗、手术治疗。对于先天性青光眼,眼压控制后尽早防治弱视。

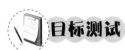 目标测试

一、问答题

1. 对青光眼高危人群,长期随访的意义?

2. 先天性青光眼和眼视光有何密切联系、手术治疗适应证及时机?

3. 对于近视度数增长较快的青少年,验光配镜前应做哪些检查?

二、选择题

1. 通常正常的眼压定义为

　A. 11~12mmHg　　　　　B. 10~21mmHg　　　　　C. 13~19mmHg

　D. 21mmHg　　　　　　　E. 10mmHg

2. 急性闭角型青光眼好发于

　A. 青年女性　　　　　　　B. 老年男性　　　　　　C. 老年女性

　D. 青年男性　　　　　　　E. 婴幼儿

3. 原发慢性闭角型青光眼和开角型青光眼最重要的鉴别方式是

　A. 症状　　　　　　　　　B. 查房角　　　　　　　C. 视盘改变不同

　D. 视野检查　　　　　　　E. 眼压升高程度和速度不同

4. 患者,女性,53岁,与邻居吵架后,左眼红1天,伴视物模糊及恶心。查体:视力:右眼1.0,左眼0.1,眼压:右眼:15mmHg,左眼48mmHg,左眼角膜水肿及色素性KP,双眼前房浅,左眼瞳孔中度散大,对方反射迟钝,双眼晶状体轻度混浊。最可能的诊断为

　A. 急性闭角型青光眼　　　B. 慢性闭角型青光眼　　　C. 原发性开角型青光眼

　D. 视疲劳　　　　　　　　E. 继发性青光眼

5. 患儿,女性,3岁,右眼畏光流泪3个月。检查右眼角膜直径较大,巩膜淡蓝色,角膜水肿,混浊,前房深,眼压42mmHg,最可能的诊断为

　A. 新生儿泪囊炎　　　　　B. 大角膜　　　　　　　C. 急性结膜炎

D. 遗传性角膜上皮不良　　　E. 婴幼儿型青光眼

6. 目前准确性相对最好的眼压测量方法是

　A. Goldmann 压平眼压计测量　　B. Schiotz 眼压计测量　　C. 非接触式眼压测量

　D. 指测法测量　　　　　　　　E. 裂隙灯检测

（孙　敏）

第八章
晶状体及玻璃体病

学习目标

掌握:年龄相关性白内障的临床表现与治疗,以及与眼视光的联系。

熟悉:其他类型白内障及飞蚊症的临床表现和治疗,以及与眼视光的关系。

了解:晶状体及玻璃体病的病因及发病机制。

晶状体是眼屈光介质的重要部分,双凸、透明、无血管、无神经,相当于约 +19D 的凸透镜,营养主要来自房水。晶状体具有独特的屈光功能,且可滤过部分紫外线,对视网膜有保护作用。晶状体悬韧带源于睫状体的冠部和平坦部,附着在晶状体赤道部周围,通过睫状肌的收缩、舒张来共同完成眼的调节功能,使眼睛可以看清不同距离的物体。

晶状体的屈光力随年龄的变化而变化,幼年时晶状体几乎呈球形,屈光力大,随年龄增加眼轴增长,晶状体变大、变扁,屈光力减低。随年龄增加,晶状体的调节力降低,出现老视。

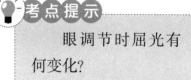

考点提示

眼调节时屈光有何变化?

第一节 白 内 障

晶状体混浊影响视力者称为白内障。白内障是全球及我国的主要致盲原因之一。白内障一般分为年龄相关性白内障、先天性白内障、外伤性白内障、代谢性白内障、并发性白内障及药物中毒性白内障等。临床上以年龄相关性白内障最常见。

案例

李某,男,60岁,因双眼视力下降,视物不清,来眼镜店配镜。诉3年来无明显原因双眼视力逐渐下降,视物不清,近几个月右眼视力下降较明显,看远看近均受影响,检查:远视力:右眼 0.12,左眼 0.3,近视力:右眼 0.2,左眼 0.4,针孔远视力:右眼 0.12,左眼 0.4,外眼无特殊,眼底窥视不清,裂隙灯显微镜检查见双眼瞳孔区晶状体有灰白色混浊,右眼较明显。

请问:1. 验光配镜能否解决该顾客的视力问题?

2. 该顾客视力下降的原因是什么? 如何进行指导?

一、年龄相关性白内障

年龄相关性白内障又称老年性白内障,是指在中老年时期开始发生的晶状体混浊,是晶状体老化后的退行性改变。其发病率随年龄增加而升高,50 岁以后多发,双眼先后发病,男女发病率无明显差异,是最常见的白内障。

【病因】

较为复杂,与多种因素有关,流行病学研究表明,年龄、职业、环境、遗传因素、营养障碍、紫外线照射过多、饮酒过多、吸烟过多、心血管系统疾病、糖尿病、高血压等因素与年龄相关性白内障的发病有关。

【临床表现】

多为双眼同时或先后发病,视力呈渐进无痛性下降,严重者仅剩光感。患者常有眼前固定黑点、单眼复视或多视、屈光改变等症状。

根据晶状体发病初期混浊部位不同(图 8-1),年龄相关性白内障可分为皮质性、核性及后囊下性三类。

1. 皮质性白内障 是年龄相关性白内障中最常见的一种,占年龄相关性白内障的 70% 左右,根据病程分为四期。

(1) 初发期:裂隙灯显微镜下可见晶状体赤道区皮质有空泡与水隙形成,以后晶状体周边部皮质呈楔状混浊,呈羽毛状,尖端指向中心(文末彩图8-2)。此期晶状体瞳孔区尚未受累,一般不影响视力,病程发展慢,可持续数年。

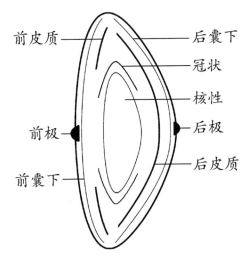

图 8-1 晶状体混浊部位示意图

(2) 膨胀期:又称未熟期。晶状体混浊继续加重,呈不均匀的灰白色混浊。晶状体因渗透压的改变导致皮质吸收水分而膨胀,体积增大,前房变浅。如果患者原来有急性闭角型青光眼的解剖因素,可诱发急性闭角性青光眼发作。用斜照法检查时,投照侧的虹膜在深层的混浊皮质上形成新月形阴影,称虹膜投影(文末彩图 8-3),为此期的特征。患者视力明显下降,眼底难以看清。

(3) 成熟期:膨胀期过后,皮质水肿减退,晶状体体积恢复,前房深度亦恢复正常,晶状体全部混浊,瞳孔区呈乳白色(文末彩图 8-4),视力仅剩光感或手动,眼底不能窥入。

(4) 过熟期:成熟期白内障经过数年后进入过熟期,晶状体缩小,囊膜皱缩,晶状体皮质溶解,核可随体位变化而移动,直立时核下沉,瞳孔区出现透明区域,因而视力较前有所提高(文末彩图 8-5)。

2. **核性白内障** 此型发病早,进展缓慢,高度近视患者多见。混浊初期核呈黄色,与正常人的核硬化不易区别,对视力影响不大,但在强光下因瞳孔缩小而使视力减退。随着病程进展,核的颜色逐渐加深呈黄褐色、棕色、棕黑色甚至黑色,视力明显降低,眼底不能窥视(文末彩图 8-6)。

3. **后囊下性白内障** 晶状体后囊下的浅层皮质出现混浊,呈棕黄色或白色颗粒并夹杂着小空泡,外观似锅巴状。其进展虽缓慢,但因混浊位于视轴区,早期即可出现明显视力障碍,可单独发生,也可以和皮质性、核性白内障同时存在。

【治疗原则】

1. 目前尚无使晶状体代谢恢复正常和使混浊吸收的药物,故药物治疗效果不肯定。

2. 手术治疗为首选方法,当影响到正常工作和学习时,即可手术治疗。

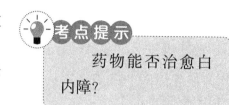

考点提示

药物能否治愈白内障?

【本病与眼视光】

1. 老年性白内障可因晶状体吸收水分膨胀或晶状体混浊,屈光力增加而产生近视表现。

2. 由于术前测量眼轴长度及角膜曲率可能存在误差,术后患者可出现远视或近视,需术后验光配镜矫正。

3. 由于术中使用的人工晶状体无调节力,患者在做术后验光时不需要做调节相关检查。

4. 术后无晶状体眼用硬性透氧性角膜接触镜(RGP)矫正,能提供更好的矫正视力和清晰的像质,弥补框架眼镜的不足。

二、先天性白内障

先天性白内障是指出生时或出生后 1 年内发生的晶状体白内障。多因先天性遗传或者发育障碍导致。其是常见的儿童眼病,也是造成儿童失明与弱视的主要原因,多为双眼。

【病因】

病因主要包括以下三类。

1. **遗传因素** 约一半的先天性白内障与遗传有关。遗传方式有常染色体显性遗传、常染色体隐性遗传及 X 连锁隐性遗传。其中常染色体显性遗传最常见。

2. **环境因素** 母体怀孕前 3 个月,胎儿晶状体囊膜未完成发育,不能抵抗病毒侵犯。此期如果母体感染病毒(风疹、水痘、疱疹病毒及流感病毒等),营养失调,代谢紊乱(糖尿病、甲亢和缺钙等),全身应用某些药物(如糖皮质激素、大量四环素等)和中毒,导致晶状体的发育不良。新生儿早产、缺氧、高浓度吸氧也可引起先天性白内障。

3. **原因不明** 许多散发病例没有明显的遗传因素及环境因素。

【临床表现】

视力障碍与晶状体混浊的部位和程度有关。单眼或双眼发生,多数为静止性,少数出生后继续发展直至儿童期才影响视力。常见的类型有膜性、核性、绕核性、前极性、后极性、点状、花冠状白内障等(图8-7)。部分患者伴有眼部或全身其他先天异常,如斜视、弱视和眼球震颤。针对不同情况选择相应的实验室检查。

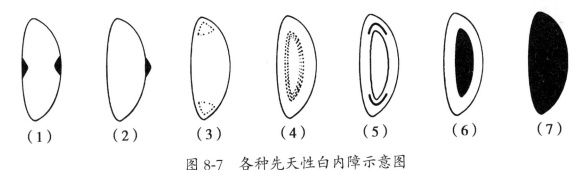

|（1）|（2）|（3）|（4）|（5）|（6）|（7）|

图 8-7 各种先天性白内障示意图

【治疗】

先天性白内障治疗的目标是恢复视力,减少失明与弱视的发生。对视力无影响或影响不大的静止性患者,一般不需要治疗,应随访观察。对于全白内障及其他明显影响视力者,应尽早给予手术治疗,最迟不超过6个月,以免发生形觉剥夺性弱视。

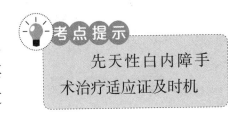

考点提示

先天性白内障手术治疗适应证及时机

【本病与眼视光】

1. 3~4 岁以下儿童很难查视力,可通过观察患儿双眼固视反射、眼球运动、追踪物体能力以及对外界环境的反应,对患儿视力障碍情况进行初步判断,指导进一步确诊检查。

2. 手术后无晶状体眼应进行屈光矫正和视力训练,防治弱视,促进融合功能的发育。

3. 术后常用矫正方法有:框架眼镜、角膜接触镜和人工晶状体植入。

三、外伤性白内障

眼球钝挫伤、穿通伤、爆炸伤、电击伤等原因所致的晶状体混浊称外伤性白内障。常为单眼发病,伤情一般较为复杂,多见于儿童或青少年。

【临床表现】

1. 眼部钝挫伤所致白内障 钝挫伤时瞳孔缘部虹膜色素上皮脱落,贴附在晶状体前表面,称 Vossius 环混浊,相应囊膜下出现混浊。挫伤严重时囊膜破裂,晶状体混浊发展较快。钝挫伤性白内障可合并外伤性虹膜睫状体炎、瞳孔后粘连、继发性青光眼、晶状体半脱位或全脱位等复合伤。

2. 眼球穿孔伤所致的白内障 若囊膜破裂伤口很小,晶状体保持完整状态,仅出现局部混浊;若破口较大,晶状体可在短时间内完全混浊。皮质溢出至前房时可引起继发性青光眼或葡萄膜炎。

3. 眼部爆炸伤所致白内障 爆炸时气浪可对眼部产生压力,引起类钝挫伤所致的晶状体损伤。爆炸物本身或掀起的杂物也可造成类似于穿通伤所致的白内障。

4. 电击伤所致白内障 触电和雷电均可引起晶状体局限性或完全性混浊,其形态与钝挫伤性白内障类似,多为双侧性、静止性。

【治疗】

1. 对视力影响不大的局限性混浊,可随诊观察。

2. 对视力影响明显的严重混浊,进行手术治疗。

3. 若有并发症,针对不同情况进行相应治疗。

【本病与眼视光】

1. 外伤性白内障患者如有近视,在施行手术放置人工晶状体前,可考虑同时矫正其近视。

2. 在验光配镜时,如顾客喜好运动,可推荐使用 PC 镜片、运动用眼镜或配戴角膜接触镜,以避免眼外伤致白内障。

3. 有的顾客或家长错误地认为运动时不要戴眼镜,以避免镜片伤及眼部,实际上如果运动时不戴眼镜,视物模糊,反应不灵敏,极易伤及眼部。

四、糖尿病性白内障

糖尿病性白内障是指因糖尿病血糖增高引起的晶状体混浊,是糖尿病的并发症之一,分为真性糖尿病性白内障和糖尿病合并年龄相关性白内障。

【病因】

血糖增加,晶状体内葡萄糖含量增多,致使醛糖还原酶活性增加,葡萄糖被转化为山梨醇,山梨醇在晶状体内堆积,使渗透压增加,晶状体吸收水分,形成纤维肿胀和变性,最后产生混浊。

【临床表现】

1. 真性糖尿病性白内障 多数发生于 30 岁以下且病情较严重的幼年型糖尿病患者。多为双眼发病,发展迅速,甚至可于数天、数周或数月内发展为混浊,完全混浊;开始时在前后囊下出现典型的白点状或雪片状混浊,迅速扩展为完全性白内障,以后囊下极部多见;常伴有屈光变化,血糖升高时,表现近视;血糖降低时,表现远视。

2. 糖尿病合并年龄相关性白内障 糖尿病性老年白内障多发生于 45 岁以上的糖尿病患者,发病率较高。它与无糖尿病患者的老年性白内障的临床表现相同,也分四期,即早期、中期、晚期、成熟期。一般从晶状体后囊下开始混浊,呈锅巴样。糖尿病性老年白内障发病年龄较老年性白内障患者为早,白内障成熟较快。

【诊断】

根据糖尿病病史及晶状体混浊的形态特点进行诊断。

【治疗】

1. 严格控制血糖,应积极治疗糖尿病。

2. 当白内障明显影响视力,妨碍工作和生活时,可在血糖控制下进行白内障摘除术和 IOL 植入术。

3. 如有糖尿病性视网膜病变,应同时治疗眼底病变。

【预防】

按医嘱进行正规、系统的糖尿病预防和治疗,把血糖浓度控制在正常范围内,可减少发生白内障和其他眼底病变的机会。

【本病与眼视光】

可伴有暂时性屈光不正,当血糖升高时,血液中无机盐含量减少,渗透压降低,房水渗入晶状体内,使之变凸而成为近视。当血糖降低时,晶状体内水分渗出,晶状体变为扁平而形成远视。当血糖正常时,屈光不正可以纠正,此时看东西比较清楚。

五、并发性白内障

并发性白内障是因眼部炎症或退行性病变使晶状体发生营养或代谢发生障碍所引起的晶状体混浊。

【病因】

常见于葡萄膜炎、视网膜色素变性、视网膜脱离、晚期青光眼、眼内肿瘤、眼压过低、高度近视等。

【临床表现】

常为单眼发生,一般在原发眼病后期。典型的混浊最早发生在晶状体囊膜下,呈灰黄色颗粒状,逐渐加深并向四周扩展,形成如同玫瑰花形状,其间有许多红、蓝、绿彩色点状结晶,囊下也有空泡形成或钙化,眼前节炎症引起的常出现在虹膜后粘连附近晶状体前囊下,眼后节炎症或营养障碍引起的出现在后囊下。病程较长,早期影响视力。

【诊断】

根据原发眼病和晶状体混浊的相应形态和位置来进行诊断。

【治疗】

1. 治疗原发病。

2. 严重影响视力者,在眼部炎症稳定 3 个月后,手术治疗。是否植入人工晶状体要根据原发病的具体情况慎重决定。

3. 白内障术后继续控制原发病,术后激素用量大且时间长。

【本病与眼视光】

1. 高度近视较容易发生并发性白内障。

2. 并发性白内障典型的混浊最早发生在晶状体囊膜下,故本病早期就影响视力。

第二节 玻璃体混浊

玻璃体是凝胶状透明的眼内组织,是眼的屈光间质之一。玻璃体的基本病理学改变有玻璃体液化、玻璃体凝缩、玻璃体后脱离与玻璃体混浊。玻璃体混浊不是一种独立的眼病,而是许多眼病的共同表现。

【病因】

1. 玻璃体液化、变性混浊,常见于高度近视和老年人。
2. 葡萄膜炎、视网膜炎症时,眼内炎性渗出物,进入玻璃体成为混浊物。
3. 外伤或视网膜、脉络膜出血积存于玻璃体。
4. 眼内异物、寄生虫、转移性肿瘤细胞也可形成玻璃体混浊。

【临床表现】

1. 症状 自觉眼前有大小不等、形状不一的黑影飘动,称飞蚊症,呈细点状、丝状或网状,尤其看白色明亮的背景时更明显,还可能伴有闪光感。若视力不受影响,眼底检查无明显异常称为生理性飞蚊症。根据原发病的不同、混浊的大小、性质的不同,可有不同程度的视力障碍。玻璃体积血多时,可仅剩光感。

2. 眼底检查 用检眼镜透照法可见瞳孔区橘红色背景中,出现形状各异、大小不一的黑影飘动,严重者眼底不清。眼 B 超检查,可发现玻璃体混浊与牵引。

【治疗】 针对病因进行治疗。

1. 积极寻找病因并治疗原发病。
2. 出血或炎症明显时及早进行玻璃体切除术。

【预防】

宣教玻璃体混浊的病因及防治知识。指导患者术后用药,定期复查,若有不适,及时就医。

●• 本 章 小 结 •●

晶状体与玻璃体是眼屈光系统的重要组成部分,晶状体是一个透明的约 +19D 的双凸透镜,它通过改变自身形状、厚度进行调节,保证眼前不同距离物像的清晰。晶状体混浊影响视力称为白内障,白内障发生、发展、术前、术后和眼视光都有密切联系,所以,白内障的诊断、治疗、康复整个过程都有必要贯穿眼视光的思维,才能达到使患者清晰视力、舒适用眼的目的。

生理性飞蚊症不需要治疗,玻璃体混浊明显时应针对病因治疗,必要时行玻璃体切除术。

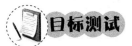 **目标测试**

一、问答题

1. 如何判断来眼镜店验光的顾客有无白内障?

2. 老年性白内障和眼视光有何密切联系?

3. 顾客诉眼前有飞蚊现象,应如何进行指导?

二、选择题

1. 下列有关晶状体的叙述错误的是

    A. 双凸、透明、无血管、无神经　　　B. 相当于约 +19D 的凸透镜

    C. 营养主要来自房水　　　　　　　D. 晶状体具有独特的屈光功能

    E. 眼睛看远、看近与晶状体无关

2. 可引起闭角型青光眼急性发作是老年白内障哪一期

    A. 初发期　　　B. 膨胀期　　　C. 成熟期　　　D. 过熟期　　　E. 都可以

3. 老年性白内障治疗的首选方法是

    A. 验光配镜　　　　　　　　　　　B. 保健治疗

    C. 手术治疗　　　　　　　　　　　D. 用广告宣传的最新药物治疗

    E. 打针、输液治疗

4. 下列有关先天性白内障治疗错误的是

    A. 对视力无影响或影响不大的一般不需要治疗

    B. 对于全白内障及其他明显影响视力者,应尽早给予手术治疗

    C. 需手术治疗的最迟不超过 6 个月

    D. 先天性白内障不会发生形觉剥夺性弱视

    E. 手术后无晶状体眼应进行屈光矫正和视力训练,防治弱视

5. 飞蚊症的主要原因是

    A. 青光眼　　　B. 白内障　　　C. 玻璃体混浊　　　D. 角膜炎　　　E. 结膜炎

（王增源）

第九章
葡萄膜疾病

学习目标

熟悉：葡萄膜炎的分类、前葡萄膜炎的表现、治疗原则。

了解：中间葡萄膜炎及后葡萄膜炎的表现。

第一节 葡萄膜疾病概述

葡萄膜为眼球壁的中层，因富含血管和色素，又称为血管膜、色素膜。位于巩膜和视网膜之间，从前往后分别由虹膜、睫状体和脉络膜三部分组成，它们彼此相互连接，并源于同一血供系统，病变时会相互影响。在前部，睫状后长动脉营养睫状体及虹膜，因此，虹膜与睫状体常同时发生炎症。在后部，睫状后短动脉主要供应脉络膜，并与虹膜、睫状体间相互有交通，一旦有炎症，常向前或向后蔓延，产生全葡萄膜炎。

葡萄膜基本的病理损害包括葡萄膜的炎症、肿瘤及退行性病变，葡萄膜炎最为常见。葡萄膜发生炎症后，炎性物质影响晶状体和玻璃体的代谢，导致其混浊。虹膜睫状体炎时，积聚在虹膜与晶状体表面的渗出物，可形成粘连和机化，阻碍房水循环常导致继发性青光眼。睫状体严重破坏时，则房水分泌减少，以至于眼球萎缩，丧失视功能。

【病因】

1. 感染因素

（1）病原体直接植入眼内：眼球穿通伤、眼内异物、内眼手术等。

（2）病原体或其毒性产物通过血行播散，从身体其他部位进入眼内：化脓或非化脓性细菌感染、病毒感染、真菌感染、原虫感染，以及寄生虫病感染等。

（3）由于机械性、化学性、热灼伤以及毒液或毒气的刺激引起葡萄膜炎症反应。

2. 自身免疫因素 晶状体源性葡萄膜炎、交感性眼炎、视网膜下液的异常蛋白、眼内寄生虫的代谢产

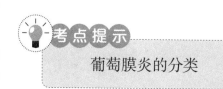

考点提示

葡萄膜炎的分类

物等。

【分类】

按照炎症发生的解剖部位可分为:

1. 前葡萄膜炎:虹膜及虹膜睫状体炎。

2. 中间葡萄膜炎:周边视网膜炎或睫状体平部炎。

3. 后葡萄膜炎:脉络膜炎、脉络膜视网膜炎等。

4. 全葡萄膜炎:由感染引起的眼内炎和非感染性的过敏性或中毒性炎症等。

第二节　葡 萄 膜 炎

案例

男性,30 岁,因近日右眼视物模糊来院就诊。体检发现裸眼视力:右眼 0.6,左眼 1.0。眼部检查发现:右眼结膜混合充血,角膜下方见角膜后沉着物(KP),房水闪辉(++),瞳孔直径 2mm,对光反射迟钝,晶状体透明,玻璃体透明,眼底正常。左眼无异常。后询问病史,其 4 天前右眼曾被羽毛球拍击中,当时无不适,遂未进行诊治。

1. 根据描述,初步诊断是什么?

2. 什么原因导致其右眼视力下降?

3. 处理原则?

一、前葡萄膜炎

前葡萄膜炎为虹膜炎和虹膜睫状体炎的总称,是葡萄膜炎中最常见的一种类型。前葡萄膜炎多合并风湿性疾病等。

【临床表现】

1. 症状

(1) 眼部疼痛:急性期疼痛剧烈,常放射至眉弓和额颞部,睫状体部明显压痛,散瞳后疼痛可消失。慢性前葡萄膜炎疼痛多不明显,或有隐痛。

(2) 畏光流泪:急性期局部刺激症状较重,眼红、畏光、流泪。慢性前葡萄膜炎多无或有很轻的刺激反应。

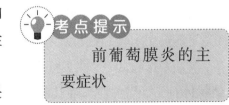

考 点 提 示

前葡萄膜炎的主要症状

(3) 视力下降:急性期:①角膜水肿、房水混浊及瞳孔区渗出物聚积等影响光线进入;②睫状体痉挛可引起暂时性近视;③炎症反应可引起黄斑及视盘水肿,则导致视力明显下降。慢性前葡萄膜炎多由于晶状体或玻璃体混浊缓慢引起视力下降。

2. 体征

(1) 睫状充血:为急性前葡萄膜炎的重要特征。炎症刺激角膜缘周围的巩膜层血管充血,外观颜色为深紫色,若结膜受累则出现混合性充血(文末彩图 9-1)。慢性前葡萄膜炎反应迟缓,可无或有轻度睫状充血。

(2) 角膜后沉着物(KP):是房水中的炎性细胞、渗出物等沉积或黏着于角膜内皮。由于受房水离心力和重力的影响,KP多沉积在角膜下方,呈三角形,尖端朝瞳孔区(文末彩图9-2)。

根据炎症程度及沉着物的成分不同,一般可分为尘状、细点状和羊脂状三种类型。①尘状KP呈灰白色,多见于非肉芽肿葡萄膜炎;②细点状KP也常见于非肉芽肿葡萄膜炎;③羊脂状KP多为灰白色,较粗大,常见于肉芽肿葡萄膜炎。急性炎症时多表现为尘状KP,慢性炎症则表现为细点状或羊脂状KP。

(3) 前房闪辉(Tyndall征):由于血-房水屏障破坏,使房水蛋白含量增加,用裂隙灯显微镜检查前房时,可见到有灰色房水闪光光带,即为房水闪辉(文末彩图9-3)。急性炎症时房水闪辉明显,严重者可出现纤维素性及脓性渗出物沉积在前房下部,形成有液平面的前房积脓(文末彩图9-4)。

(4) 虹膜改变

1) 急性炎症时,虹膜充血水肿,纹理不清。

2) 慢性炎症时,炎症渗出使虹膜与周围组织发生粘连:①与角膜粘连,称虹膜前粘连;②与晶状体粘连,称虹膜后粘连(文末彩图9-5);③若瞳孔缘完全后粘连,则称为瞳孔闭锁。

3) 虹膜膨隆。

4) 虹膜结节:①Koeppe结节:位于瞳孔缘,灰白色半透明,多见于非肉芽肿性炎症;②Busacca结节:位于虹膜实质,多见于肉芽肿性炎症。

5) 虹膜萎缩:炎症反复发作,常致其表面可形成机化膜(文末彩图9-6)及新生血管。

(5) 瞳孔改变

1) 瞳孔缩小:急性炎症时瞳孔括约肌收缩,瞳孔对光反射迟钝。

2) 瞳孔形状异常:虹膜发生后粘连时,用阿托品散瞳,未粘连处可以散开,而粘连处不能散开,使瞳孔呈梅花状、梨状或不规则状外观(文末彩图9-7)。

3) 瞳孔闭锁:瞳孔缘完全后粘连。

4) 瞳孔膜闭:慢性炎症时,由于渗出物沉积在瞳孔区,进而形成渗出膜覆盖在瞳孔及晶状体前表面上,则称瞳孔膜闭。膜闭使光线进入眼内受阻,导致视力下降。

(6) 晶状体改变:急性炎症时,常有色素沉积于晶状体前表面。慢性炎症时,虹膜与晶状体多有粘连。反复发作的炎症可引起晶状体混浊。

(7) 玻璃体及眼底改变:在急性炎症时,玻璃体前部可见少量的细小尘埃状及絮状混浊,一般眼底正常,少数会出现反应性黄斑及视盘水肿。慢性炎症时,常有玻璃体混浊。

3. 并发症

(1) 并发性白内障:多先从晶状体后囊开始,逐渐向周围扩大,由于炎症性房水的毒素作用,使晶状体正常的生理代谢紊乱,导致白内障发生。

(2) 继发性青光眼:由于瞳孔闭锁,前后房交通受阻,睫状体不断产生的房水在后房淤积,而发生眼压增高。或是虹膜周边粘连,渗出物和组织碎屑及色素沉积在小梁网上,阻塞了房水排出,导致眼压增高。

(3) 低眼压及眼球萎缩:炎症长期得不到控制,使睫状体分泌房水功能下降,甚至丧失,从而形成低眼压,最后导致眼球萎缩。

【治疗原则】

1. 立即散瞳 这是治疗的关键措施。目的在于解除睫状肌及瞳孔括约肌的痉挛,缓解临床症状,同时预防或拉开已形成的虹膜后粘连。

2. 迅速抗炎 防止眼组织破坏和并发症的发生。前列腺素拮抗剂及其他相关炎性介质抑制剂均可应用。全身应用可口服阿司匹林、吲哚美辛等,局部可用非激素消炎药滴眼液。

3. 抗感染 由感染因素引起的炎症,应选用敏感的抗生素或抗病毒药物全身或局部应用。

4. 皮质类固醇治疗 炎症仅局限于前葡萄膜时,局部用糖皮质激素滴眼液。但若有角膜上皮损伤,此时禁用糖皮质激素滴眼液,以免引发感染。病情严重者,可全身口服或静脉滴注糖皮质激素。

5. 并发症治疗

(1) 并发性白内障:若光感、光定位良好,眼压正常,可在炎症控制的情况下行白内障摘除人工晶状体植入术。

(2) 继发性青光眼:给予降眼压药降低眼压。虹膜膨隆可行虹膜穿刺或激光虹膜切除。因虹膜周边粘连而引起的高眼压,可行周边虹膜切除或滤过性手术。

(3) 低眼压:加强抗炎治疗,尽快控制炎症,同时给予全身或眼部支持疗法,改善微循环。

二、中间葡萄膜炎

中间葡萄膜炎又称睫状体平坦部炎、周边部葡萄膜炎等。炎症累及睫状体平坦部、玻璃体基底部和视网膜周边部。中间葡萄膜炎多见于年轻人,呈慢性过程。

【病因】

目前病因不明,一般认为可能是一种在感染基础上发生的自身免疫性疾病。

【临床表现】

1. 症状

(1) 轻者:初发可无症状,或有眼前黑影,视物模糊。

(2) 重者:视力减退,偶有眼红、眼痛。

2. 体征

(1) 眼前节改变:一般正常,少数会有 KP 或房水闪辉。

（2）睫状体及玻璃体改变：睫状体平坦部的机化膜可伸入玻璃体内，并包绕晶状体后面形成睫状膜。玻璃体雪球样混浊、雪堤状渗出。

（3）脉络膜视网膜改变：眼底后部可出现黄斑及视盘水肿、周边视网膜血管炎、血管白鞘及闭塞等。

3. 并发症

（1）黄斑病变：囊样黄斑水肿、黄斑前膜、黄斑穿孔。

（2）并发性白内障：主要为后囊下混浊。

（3）其他并发症：玻璃体积血、视网膜新生血管、玻璃体视网膜病变、视盘水肿等。

【治疗原则】

1. 视力大于 0.5 且无明显眼前节炎症者，可不予治疗，定期随访。

2. 视力下降至 0.5 及以下者或有明显活动性炎症者，应积极治疗。

（1）糖皮质激素治疗：局部用糖皮质激素滴眼液体。病情严重者，可全身口服或静脉滴注糖皮质激素。

（2）免疫制剂治疗：虽然免疫疗法对抑制炎症反应有一定的作用，但免疫抑制剂毒副作用大，一般慎用。除非炎症为顽固性或特殊类型，有明确的免疫指标者，在全身情况允许时可以选用。常用的如苯丁酸氮芥、环孢霉素 A、环磷酰胺等，应注意药物的毒副作用。

（3）激光光凝或冷凝治疗：可用于有雪堤状渗出伴有血管病变者。

（4）玻璃体切除术：药物治疗效果不佳时，可考虑。

3. 并发症治疗　黄斑病变：可行抗炎消肿及吸收治疗。必要时做眼底血管造影术检查，如有脉络膜新生血管形成，可行抗血管内皮生长因子（VEGF）治疗，也可行光凝或光动力疗法（PDT）。

三、后葡萄膜炎

后葡萄膜炎是炎症累及玻璃体、脉络膜和视网膜的炎症性疾病，包括脉络膜炎、脉络膜视网膜炎、视网膜血管炎等。

【临床表现】

1. 症状　眼前黑影或暗点、闪光感、视物模糊变形、视力下降或严重下降，合并全身疾病者有相应的全身症状。

（1）早期病变未累及黄斑时，多无症状或仅有眼前闪光感。

（2）炎症渗出造成玻璃体混浊时，则出现眼前黑影，严重者出现雾视。

（3）累及黄斑时，视力会锐减，并出现中心视野暗点。

（4）炎症渗出引起视网膜水肿或视网膜脱离时，视力会出现严重下降并有视野缺损、视物变形等症状。

2. 体征

（1）轻度前房闪辉、少量炎症细胞。

（2）玻璃体混浊、积血。

（3）脉络膜视网膜浸润,晚期形成瘢痕性病灶。

（4）视网膜炎或坏死病灶。

（5）视网膜血管炎。

（6）渗出性视网膜脱离。

（7）增殖性玻璃体视网膜病变。

【治疗原则】

1. 感染因素所致者,给予抗感染治疗。

2. 免疫因素所致者,给予免疫抑制剂治疗。

3. 增殖性玻璃体视网膜病变:易形成牵拉性视网膜脱离,应采用玻璃体手术治疗。

【本病与眼视光】

葡萄膜基本的病理损害以葡萄膜炎最为常见。葡萄膜发生炎症后,炎性产物通过房水干扰晶状体和玻璃体的代谢,导致混浊,进而导致视力下降。虹膜睫状体炎时,积聚在虹膜与晶状体表面的渗出物可形成粘连和机化,阻碍房水循环常导致继发性青光眼,青光眼发作时,会引起视力下降、虹视等,晚期青光眼会导致管状视野。晚期睫状体严重破坏时,则房水分泌减少,以至于眼球萎缩,视功能丧失,此类顾客需到医院眼科诊断治疗。需要验光配镜者待炎症消退后再考虑配镜问题。

●● 本 章 小 结 ●●

葡萄膜为眼球壁的中层,位于巩膜和视网膜之间,自前向后分别由虹膜、睫状体和脉络膜三部分组成。虹膜是葡萄膜的最前部,为一圆盘组织。虹膜中央有一圆孔,即瞳孔,其随着光线强弱而缩小放大。虹膜和瞳孔是光学系统上的光栅装置,既可调节进入眼内的光线强度,保护眼内组织,又可以调节角膜、晶状体等屈光介质所致的球面差和色差,减少不规则光线影响,使成像清晰。葡萄膜的中间部分是睫状体,其主要功能是调节作用。当我们想要看清近距离的物体时,睫状体收缩,悬韧带放松,晶状体变凸,屈光度增加。脉络膜富含血管和色素,对眼球起到营养周边组织、暗房的作用。当发生葡萄膜炎时,角膜水肿、KP、房水混浊及瞳孔区渗出物聚积等影响光线进入。睫状体痉挛可引起暂时性近视。炎症反应可引起黄斑及视盘水肿,则导致视力明显下降,并出现中心视野暗点。慢性葡萄膜炎多由于晶状体或玻璃体混浊,缓慢引起视力下降。

 目标测试

一、问答题

1. 葡萄膜炎按照炎症发生部位分为哪几种?

2. 前葡萄膜炎的主要症状是什么?

3. 前葡萄膜炎的治疗原则？

二、选择题

1. 葡萄膜炎最常见的一种类型是

　　A. 前葡萄膜炎　　　　　　B. 中间葡萄膜炎　　　　C. 后葡萄膜炎

　　D. 全葡萄膜炎　　　　　　E. 脉络膜视网膜炎

2. 前葡萄膜炎的治疗关键是

　　A. 免疫抑制剂　　　　　　B. 立即散瞳　　　　　　C. 手术治疗

　　D. 激光光凝　　　　　　　E. 对症治疗

3. 前葡萄膜炎的体征不包括

　　A. 结膜充血　　　　　　　B. 角膜后沉着物　　　　C. 前房闪辉

　　D. 瞳孔形状异常　　　　　E. 虹膜改变

4. 以下哪项不是前葡萄膜炎的并发症

　　A. 并发性白内障　　　　　B. 继发性青光眼　　　　C. 低眼压

　　D. 角膜溃疡　　　　　　　E. 眼球萎缩

5. 中间葡萄膜炎又称为

　　A. 睫状体平坦部炎　　　　B. 全葡萄膜炎　　　　　C. 虹膜炎

　　D. 虹膜睫状体炎　　　　　E. 视网膜炎

（刘亚琴）

第十章
视 网 膜 病

•• 学 习 目 标 ••

掌握:常见视网膜疾病的病因和临床表现以及与眼视光的联系。

熟悉:视网膜组织结构和功能的特殊性对眼视光的影响。

了解:全身性疾病对视网膜的损害特点。

第一节 概　述

视网膜为眼球壁最内层组织,既是光的接收器,又是传导器,其前界为锯齿缘,后界止于视盘。由视杯衍变而来,是脑组织向外突出部分,是视觉神经的末梢组织,对完成视觉功能起重要作用。视网膜由神经感觉层与色素上皮层组成。

一、视网膜的解剖结构特点

1. 视网膜是由胚胎时期神经外胚叶形成的视杯发育而来,视杯外层形成单一的视网膜色素上皮层,视杯内层则分化为视网膜神经感觉层,两者间有一潜在间隙,临床上视网膜脱离即有此处分离。

2. 视网膜的营养来源于眼动脉的分支,有视网膜中央血管系统,如脉络膜血管系统。黄斑中心凹无视网膜毛细血管,其营养来自脉络膜血管。

3. 正常视网膜有两种血-视网膜屏障使其保持干燥而通明,即视网膜内屏障和外屏障。视网膜任何一个屏障受到破坏时均可引起水肿、渗出、出血等病变。

4. 视网膜通过视神经与大脑相通,视网膜的内面与玻璃体连附,外面则与脉络膜紧邻。因此,玻璃体病变、脉络膜、神经系统和全身性疾患均可累及视网膜。

二、视网膜病变表现特点

(一)视网膜血管改变

1. 管径变化 ①正常视网膜动、静脉管径比为 2∶3;②视网膜动、静脉管径部分可呈粗细不均表现;③血管迂曲扩张。

2. 视网膜动脉硬化改变 动脉硬化时,管壁增厚,血管反光带增强变宽,管壁透明性下降,动脉呈现铜丝或者银丝样改变。

3. 血管被鞘和白线状 血管被鞘多为管壁及管周炎性细胞浸润,血管呈白线状改变。

4. 异常血管 视网膜血管病变后期可出现侧支血管,动、静脉短路,脉络膜 - 视网膜血管吻合及视盘或视网膜新生血管。

(二)血 - 视网膜屏障破坏的表现

1. 视网膜水肿 可分为细胞性水肿和细胞外水肿。①细胞性水肿:是视网膜中央动脉或其分支血流突然中断,双极细胞、神经节细胞及神经纤维发生急性缺血引起水肿;②细胞外水肿:是视网膜毛细血管内皮细胞受损害,血浆渗漏于神经纤维层或细胞间隙中引起的水肿。

2. 视网膜渗出 按其性质、部位及形状分为:①硬性渗出:因视网膜毛细血管病变,慢性水肿渗出,液体逐渐吸收后,在外丛状层遗留脂质和变性巨噬细胞等较难吸收物质所致,可融合成片,邻近部位毛细血管可有渗漏病变;②软性渗出:视网膜内形态不一,边界不清的灰白棉花或绒毛状斑块。实质是毛细血管前小动脉阻塞后,神经纤维层的微小梗死,缺血缺氧引起神经纤维轴浆运输阻塞而形成,若血管重新开放,可消退。

3. 视网膜出血 视网膜出血依据其出血部位不同而分为:①深层出血;②浅层出血;③视网膜前出血;④玻璃体积血;⑤视网膜下出血。

4. 渗出性(浆液性)视网膜脱离 视网膜外屏障受到破坏,来自脉络膜的血浆经视网膜色素上皮的损害处渗漏入视网膜神经上皮下,液体积聚于神经上皮与视网膜色素上皮层之间,形成局限性边界清晰的扁平盘状视网膜脱离。

(三)视网膜色素改变

视网膜色素上皮在受到各种损伤(变性、炎症、缺血、外伤等)后会发生萎缩、变性、死亡及增生,使眼底出现色素脱失、色素紊乱、色素沉着等。

(四)视网膜色素增生性病变

1. 视网膜新生血管膜 因视网膜严重缺血缺氧、炎症或肿物诱发。新生血管周围伴有纤维组织增生,其收缩或受到牵拉易发生视网膜前出血或玻璃体积血。

2. 视网膜增生膜 由于出血、外伤、炎症及视网膜裂孔的形成,造成视网膜前表面、视网膜下发生增生性病变,形成视网膜前膜、视网膜下膜等。

第二节　视网膜血管病

视网膜血管病是视网膜病中的一大类疾病。视网膜的血液供应来自视网膜中央动脉与睫状动脉系统，它们均源于眼动脉。视网膜中央动脉及其分支属于末梢动脉，正常情况下相互间无交通支相连。视网膜对缺血极为敏感，一旦发生血管阻塞，其供应的视网膜急性缺血缺氧，视力急剧下降，其受损程度与阻塞所在部

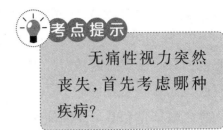

考 点 提 示

无痛性视力突然丧失，首先考虑哪种疾病？

位、血管大小及阻塞程度相关。导致视网膜血管病的原因很多，为全身其他组织器官的疾病或眼局部疾病对视网膜血管的影响，主要归纳为以下四类：①视网膜血管阻塞性疾病：由于血管栓塞或血栓形成，外部压迫而导致视网膜血管阻塞，如视网膜动脉阻塞或视网膜静脉阻塞；②视网膜血管炎症免疫性疾病：如视网膜周围静脉炎、急性视网膜坏死、巨细胞动脉炎等；③全身性疾病对视网膜血管的影响：糖尿病、高血压、肾病、动脉硬化、白血病和贫血等；④视网膜血管异常和发育异常：如外层渗出性视网膜病变、早产儿视网膜病变和视网膜血管瘤等。

一、视网膜动脉阻塞

视网膜动脉阻塞是眼科的一种危急症。从颈总动脉到视网膜内小动脉的任何部位阻塞，均会引起相应区域的视网膜缺血，动脉阻塞的表现取决于受累血管。视网膜动脉阻塞虽不是临床常见病，但却是严重损害视力的眼病。

【病因】

多数病例的致病因素包括：①血管痉挛：是常见的原因之一，由于血管舒缩神经的兴奋性或血管反射性痉挛引起。常伴有偏头痛，而老年人多见于高血压、动脉硬化及肾病，刺激黏膜及体位改变、流感、妊娠、高血压综合征、烟酒等毒性刺激也可诱发血管痉挛等。②血栓形成或栓塞：动脉硬化或动脉粥样硬化、动脉炎等均可使血管内膜粗糙、管壁增厚、管腔狭窄，血液流通时，产生纤维凝集而致血栓形成。心内膜炎、心瓣膜病或粥样动脉硬化等所脱落的栓子，经血流到达视网膜中央动脉而形成栓塞。③其他病因：外科手术俯卧位全身麻醉、眼及鼻部手术、球后麻醉等亦可引起。

【临床表现】

1. 视网膜中央动脉阻塞　突发性单眼无痛性视力下降，视力多数为光感或无光感，部分患者可有一过性黑矇。瞳孔不同程度散大，直接对光反射消失，间接对光反射存在。眼底表现：视网膜呈乳白色水肿，尤以后极部显著，失去光泽和透明性。黄斑中心凹处视网膜内层缺如，脉络膜循环正常，故可透见其深面的脉络膜橘红色反光，在周围乳白色水肿的衬托下，形成樱桃红斑。视网膜动脉节段状或串珠状粗细不均，变细。数周后视网膜

水肿消退,但血管变细呈白线状。视盘苍白,视网膜内层已坏死萎缩,不能恢复视功能(文末彩图 10-1)。

视网膜中央动脉阻塞不完全时,视力下降程度不很严重,视网膜动脉轻度狭窄、视网膜轻度水肿混浊,预后比完全阻塞者好。

2. 视网膜分支动脉阻塞 视力受损程度和眼底表现取决于阻塞的部位和程度。中心视力取决于黄斑区神经纤维受累与否及病变程度。阻塞区相应象限突然出现视野缺损。眼底见阻塞区视网膜呈乳白色水肿、混浊(文末彩图 10-2)。荧光素眼底血管造影可见到动脉阻塞部位和低荧光灌注区。

【治疗原则】

由于视网膜对缺氧极为敏感,视网膜血运完全被中断超过 90 分钟后,光感受器的死亡将不可逆转。因此,视网膜动脉阻塞应作为眼科急症处理,原则为争分夺秒,及时有效的抢救。治疗的目的在于恢复视网膜血液循环及其功能。

1. 降低眼压 立即进行眼球按摩或前房穿刺,也可口服乙酰唑胺。眼压降低后可减轻小动脉灌注阻力或使栓子被血流带到周边视网膜动脉中,减少缺血范围。

2. 血管扩张剂 舌下含服硝酸甘油或吸入亚硝酸异戊酯,妥拉唑林球后注射,可扩张血管并解除痉挛。

3. 吸氧 吸入 95% 氧和 5% 二氧化碳的混合气体,可提高血氧含量,缓解视网膜缺氧状态,二氧化碳还可扩张血管。

4. 查找病因 作系统性检查寻找病因,对症治疗、预防另一眼发病。

5. 其他 可口服阿司匹林和双嘧达莫等血小板抑制剂以及活血化瘀中药。对疑有血栓形成或纤维蛋白原增高者,可用纤溶制剂。

【本病与眼视光】

患者应到医院眼科紧急处理。需要验光配镜者待疾病痊愈后再考虑配镜问题。

二、视网膜静脉阻塞

视网膜静脉阻塞是一种常见眼病,发病较急,多为单眼,偶见双眼,眼底以视网膜静脉高度迂曲扩张和视网膜广泛出血为特征。临床上一般将视网膜静脉阻塞分为中央静脉阻塞与分支静脉阻塞。

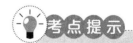

考点提示

眼前节无异常矫正视力不能提高,应再查哪些部位?

【病因】

多发生在中年以上,常伴有高血压、动脉硬化及糖尿病等。若为视网膜小动脉硬化多发生在巩膜筛板及动静脉交叉处,此处动静脉有共同鞘膜,故动脉硬化可压迫静脉。此外,静脉受到动脉硬化的影响,其本身也可发生硬化而导致阻塞血管炎症,如视网膜血管炎等,可因静脉管壁粗糙而继发血栓形成。

【临床表现】

1. 视网膜中央静脉阻塞 视力多有明显下降。周边视野可有向心性缩小,中心视野常有中心或旁中心暗点。眼底呈火焰状出血,并常出现棉绒斑。静脉迂曲、扩张,血管呈断续状隐没,伴有广泛视网膜水肿。视网膜出血和水肿均可波及黄斑中心部,引起黄斑囊样水肿。随病程的延长视网膜出现黄白色硬性渗出。在黄斑中心排列成环状或星芒状渗出(文末彩图 10-3)。

2. 视网膜分支静脉阻塞 视力有不同程度下降,一般较中央静脉阻塞轻,可有相应视野缺损,也与黄斑水肿和出血有关。眼底出血呈象限性,即动静脉交叉压迫远侧区火焰状出血。阻塞血管最常见于颞上支,其次为颞下支,鼻侧支少见。出血常波及黄斑中心上缘或下缘。出血区静脉扩张、迂曲,少数出现棉绒斑。黄斑部水肿、渗出,局限性或弥漫性水肿。部分病例发生囊样水肿,持续数月,不易消退,并可伴有硬性渗出(文末彩图 10-4)。

【治疗原则】

积极寻找和治疗原发病。治疗目的是抗凝、抑制凝血酶原、降低血凝性对血栓起溶解作用。激光治疗方面,如有黄斑水肿,可行格子样光凝或玻璃体腔注射药物,可减轻水肿,但视力改善不明显;如有广泛的视网膜内出血和毛细血管无灌注,可行全视网膜光凝,以减少虹膜新生血管形成的机会。如有玻璃体积血和视网膜脱离,可行玻璃体切除术。

【本病与眼视光】

患者应到医院眼科处理。需要验光配镜者待疾病痊愈后再考虑配镜问题。

三、糖尿病性视网膜病变

糖尿病是由于胰岛素功能不足或胰岛素作用失调而引起的糖代谢紊乱而出现血糖过高和尿糖的全身性疾病。其中,糖尿病性视网膜病变既是糖尿病最严重的微血管并发症之一,也是一种常见的致盲眼病。

【病因】

糖代谢紊乱是引起糖尿病视网膜病变的根本原因。

【临床表现】

初发期眼部无自觉症状,随病情发展,可出现程度不同的视力障碍。以眼前闪光感和视力减退最常见。前者由于视网膜水肿引起光散射而使患者自觉闪光;后者则因病变累及黄斑而引起。临床上一般将糖尿病性视网膜病变分为非增殖性糖尿病视网膜病变和增殖性糖尿病视网膜病变。

1. 非增殖性糖尿病视网膜病变 主要表现有:①微血管瘤是最早可见的眼底病变,为细小、边界清晰的红色圆形斑点;②出血斑:多位于视网膜深层,早期呈圆形斑点,进展期呈大片或火焰状出血位于视网膜前;③硬性渗出:呈白色或蜡黄色,可融合成片状;④棉絮斑:呈灰白色斑,为毛细血管前微动脉闭塞,神经纤维组织急性缺氧、坏死所致;⑤黄斑病变:包括水肿、出血、渗出和微血管瘤等,可严重影响视力,其中以黄斑水肿最为常见;

⑥视网膜血管病变:视网膜小动脉闭塞和硬化,小静脉充盈扩张,呈串珠状或腊肠状,以及视网膜内微血管异常等,这些均是视网膜严重缺血的征象,预示将有视网膜新生血管形成,因此也称作增殖前期病变(文末彩图10-5)。

2. 增殖性糖尿病视网膜病变 新生血管生成是最重要的标志。其生长发展分为三个阶段:①视网膜内生长阶段;②视网膜前发展阶段;③玻璃体视网膜病变阶段。

【治疗原则】

积极治疗原发病,尽可能延缓糖尿病性视网膜病变的进展,预防并发症的发生。主要包括以下几个方面:①治疗原发病:控制血糖水平及糖尿病的并发症,如高血压、高血脂和肾病等;②光凝治疗:非增殖性糖尿病视网膜病变,若有黄斑水肿可行格子状光凝;增殖前期病变和增殖性糖尿病视网膜病变均应行全视网膜光凝,以改善视网膜的缺氧状态;③手术治疗:采用玻璃体切除术及眼内光凝等技术,治疗新生血管膜所引起的玻璃体积血和视网膜脱离等并发症。

【本病与眼视光】

血糖升高时,屈光率增加,患者由正视变成近视,或原有的老视症状减轻。发病机制为血糖升高、血液内无机盐含量降低、房水渗透压下降,导致房水渗入晶状体,晶状体变凸,屈光度增加。血糖降低时,屈光度减小,又可恢复为正视眼,当阅读时又需要配戴老视镜。屈光度在短时间内发生迅速改变是糖尿病引起的晶状体屈光度改变的一个显著特征。

四、高血压性视网膜病变

高血压性视网膜病变是高血压病全身表现其中的一个方面。依据血压升高的速度和持续时间的不同,可将其分为慢性高血压视网膜病变和急性高血压视网膜病变。两者的眼底改变也不尽相同,眼底改变与年龄和病程长短有关。年龄越大,病程越长,眼底病变的发生率越高。视网膜血管是人体唯一可以直接窥视的血管,是临床观察血管损害的一个窗口。因此,观察高血压视网膜病变的严重程度,可以间接地推断心、脑、肾等重要脏器的损害程度,对高血压病的诊断及预后有着重要意义。

【病因】

慢性高血压病因至今尚未明了,但该病大部分患者均出现不同程度高血压性视网膜病变。急性高血压在短期内血压突然增高,多见于各种肾脏病如肾小球肾炎、肾病综合征、肾盂肾炎、多囊肾等,以及内分泌疾病如嗜铬细胞瘤、肾上腺瘤,以及其他如妊娠高血压综合征等。

1. 慢性高血压视网膜病变

(1) 眼部症状:早期视力尚无影响,当病变累及黄斑时可出现视力减退。

(2) 视网膜小动脉痉挛:分局限性痉挛和普遍性痉挛两种。小动脉功能性收缩是高血压病的早期改变,是暂时可逆的。一旦血压下降,痉挛便可缓解。

(3) 视网膜小动脉硬化:表现为:①管壁反光增强、加宽,早期改变;②铜丝状动脉,中期征象;③银丝状动脉严重硬化表现;④动脉迂曲,以末梢和黄斑部小动脉为著;⑤血管白鞘,晚期可出现在整条动脉上。

(4) 动静脉交叉处的改变:动静脉交叉处可见交叉压迫现象。硬化的动脉在上面,使静脉血流中断,呈梭形。视网膜动脉的分支逐渐变成锐角。

(5) 视网膜静脉改变:动脉硬化早期静脉血液缓慢甚至淤滞,使其扩张、迂曲。晚期静脉壁内结缔组织增生、硬化,造成管腔阻塞,甚至破裂出血。

(6) 视网膜病变:由于血管壁的破坏、通透性增强、造成视网膜水肿,出现硬性渗出(文末彩图 10-6)。

2. 急性高血压视网膜病变

(1) 眼部症状:有视力急剧下降、视物模糊、畏光或复视等。

(2) 视网膜改变:视网膜广泛水肿、神经纤维层内火焰状出血,并有硬性渗出,位于黄斑处。

(3) 视盘水肿:视盘边界模糊,水肿超过视盘边界并与附近的视网膜相连。若长期肿胀,终将发生视神经萎缩。

【治疗原则】

控制并降低血压是防治高血压视网膜病变最根本的措施。因此针对不同病因,治疗原发病。由内科、产科等相关科室对原发病进行系统的治疗,并辅助营养视网膜和促进视网膜病变的吸收。

【本病与眼视光】

患者应先到医院诊治。需要验光配镜者待病情稳定后再考虑配镜问题。

第三节 视网膜脱离

视网膜脱离是指视网膜神经上皮层与视网膜色素上皮层之间积聚液体而发生分离,常由视网膜裂孔、牵拉及渗出等因素造成。临床上根据发病原因分为孔源性视网膜脱离、牵拉性视网膜脱离和渗出性视网膜脱离。

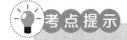
考点提示

有近视伴眼前闪光或飞蚊症,出现黑影遮挡,验光不能缓解,考虑何眼病?

一、孔源性视网膜脱离

孔源性视网膜脱离发生在视网膜裂孔形成的基础上,液化的玻璃体经视网膜裂孔进入视网膜下,引起视网膜神经上皮层与色素上皮层的分离。

【病因】

多见于老年人、近视眼和眼外伤或手术后。该病由视网膜裂孔所致,同时存在玻璃体液化、变性、粘连。两个因素综合作用导致孔源性视网膜脱离的发生。

【临床表现】

孔源性视网膜脱离多数病例为突然发病,在发病前患者可有闪光感和飞蚊症等前驱症状。闪光感为玻璃体后脱离发生时在玻璃体与视网膜粘连处玻璃体牵拉视网膜所致。飞蚊症常由玻璃体液化浓缩、变性及后脱离所致。病情发展出现视力下降和视野改变。视力下降的程度因脱离部位、范围和数量而不等。若累及黄斑,则视力下降显著。视网膜脱离的对侧有相应的视野缺损。眼底检查可见征象:

1. 玻璃体液化、浓缩及后脱离,部分病例在裂孔形成时撕破视网膜血管,出现玻璃体积血,玻璃体内发现较粗的色素颗粒是孔源性视网膜脱离的特征。

2. 视网膜脱离部分变为蓝灰色,不透明,视网膜隆起呈波浪状起伏,其上有蜿蜒爬行的视网膜血管。

3. 视网膜裂孔呈圆形、半圆形或撕裂成马蹄形孔,颞上象限多见。圆形孔多为视网膜萎缩所致,可无视网膜脱离。马蹄形孔显示玻璃体后界膜与裂孔缘视网膜瓣相连。大于90°圆周的裂孔称为巨大裂孔。发生于锯齿缘的裂孔又称为锯齿缘离断,常与外伤有关。

4. 眼压 视网膜脱离早期眼压正常,晚期或伴有脉络膜脱离者可出现低眼压。

【治疗原则】

目前无有效药物治疗。只能查找视网膜所有裂孔,通过手术施行裂孔封闭。单纯性孔源性视网膜脱离病例可选择巩膜外加压术与巩膜环扎术。复杂性孔源性视网膜脱离病例一般选择玻璃体切除术,光凝或冷冻封闭裂孔,气体或硅油玻璃体腔内充填,使视网膜复位。若仅有裂孔而无视网膜脱离时,可行光凝或冷凝封闭视网膜裂孔。

二、牵拉性视网膜脱离

牵拉性视网膜脱离常因玻璃体视网膜增生牵拉视网膜而形成。

【病因】

由于葡萄膜炎、眼外伤、眼内手术后,反复玻璃体积血及玻璃体增殖膜或机化纤维形成。收缩牵拉引起视网膜脱离,多无视网膜裂孔,但少数病例可因牵拉撕裂视网膜形成继发性视网膜裂孔。

【临床表现】

视网膜脱离表面可见增殖膜或机化组织与之粘连。因其粘连部位、范围及牵拉强度不同,可形成多种形态的牵拉性视网膜脱离。牵拉脱离的视网膜呈帐篷状,无移动性且不向锯齿缘扩展。多数病例可见视网膜脱离的牵拉条索,该特点有别于孔源性视网膜脱离。

【治疗原则】

主要是松解玻璃体及增殖膜对视网膜的牵拉。一般施行玻璃体切除手术,进行剥离、切除或切断玻璃体视网膜前增殖膜。解除增殖膜对视网膜的牵拉。巩膜外加压或环扎手术可松解局部或周边部的增殖膜牵拉,并可封闭周边部的视网膜裂孔。

三、渗出性视网膜脱离

渗出性视网膜脱离是一种继发性视网膜脱离,由于视网膜毛细血管或色素上皮层屏障功能受损,血浆及脉络膜液体大量渗出至视网膜下间隙所致。

【病因】

常因全身性疾病或眼面部循环障碍以及眼内炎症等引起。

【临床表现】

渗出性视网膜脱离两大特征:

1. 视网膜下液体可随着体位而移动,总是流向最低处。

2. 脱离的视网膜圆滑无裂孔、无牵拉无皱褶。

【治疗原则】

渗出性视网膜脱离无须手术治疗,主要针对原发病治疗,随着原发病的治愈,视网膜可自行复位。

【本病与眼视光】

视网膜脱离复位手术后可出现眼外肌功能失调,导致眼外肌功能失调是由于冷凝或术中缝线牵拉或眼外肌下垫物所致,出现短期视觉不适症状,无须手术治疗,多可自行适应并克服。巩膜外垫可能会改变角膜的形状,引起散光。巩膜环扎手术可导致晶状体前移和眼轴长度改变,引起屈光改变。玻璃体切除术也可引起屈光改变。

第四节　黄　斑　疾　病

黄斑位于眼底后极部的中心,是视网膜组织最薄,感觉最灵敏的区域。由于眼的屈光间质的光线,恰好集中聚焦黄斑并受到长期的慢性光线的刺激和损害。另外,黄斑区血运条件优良,血管数量多而且管径粗,血液量大,经常处于高压状态,一旦血管渗漏功能失调,必将压力传至该部毛细血管而引起病变。同时,易使某些病原体和抗原沉积于此。因此,很多感染性及免疫性疾病好发于黄斑部。

一、年龄相关性黄斑变性

年龄相关性黄斑变性又称老年黄斑变性。多始发于50岁以上,双眼先后或同时发病,视力呈进行性损害。其发病率随年龄而增加。我国人口日趋老龄化,该病患者也日益增多,已成为主要的致盲病之一。

【病因】

确切病因目前尚未明了,可能与遗传、年龄、环境、先天性缺陷、视网膜慢性光损伤、营养失调、免疫或自身免疫性疾病、炎症、代谢障碍、心血管系统疾病等多种因素有关,一般认为是多种因素复合作用的结果。

【临床表现】

临床上将年龄相关性黄斑变性分为两种类型。即萎缩性年龄相关性黄斑变性和渗出性年龄相关性黄斑变性。

1. 萎缩性年龄相关性黄斑变性 初期无任何病状,视力下降缓慢,少数伴有视物模糊、视物变形或阅读困难。视野检查可有绝对性中心暗点。检眼镜下表现为黄斑区色素紊乱、反光消失,可见大量玻璃膜症,有时可相互融合,其间可混杂有点、片状色素脱失和色素沉着。随着病情的进展,黄斑区脉络膜视网膜可发生萎缩,这种萎缩区边界清晰呈地图样。

2. 渗出性年龄相关性黄斑变性 患眼视力突然下降,伴视物变形扭曲,视觉敏感度下降,中央暗点。晚期为脉络膜新生血管形成。检眼镜下后极部视网膜下灰黄色的新生血管膜,其表面神经上皮层隆起,其下可见视网膜下积液,病灶周围可伴有大量黄色硬性渗出。脉络膜新生血管多位于视网膜色素上皮下、神经上皮下或神经上皮内继发出血呈斑点状。若浅层出血较鲜红。病程长或反复出血者,黄斑区可形成瘢痕化,表现为边界清楚的似圆形黄色斑块。

【治疗原则】

病因尚不明确,目前仍无特效药物治疗及根本性的有效预防措施。对萎缩性病变和视力下降,可行低视力矫治。软性玻璃体症可行激光光凝或微脉冲激光照射,可促进吸收。渗出性病变尽早封闭脉络膜新生血管膜,避免病变不断扩大,损害更多的中心视力。

二、近视性黄斑变性

近视性黄斑变性是指眼调节静止时,由于眼轴进行性增长,光线进入眼内后聚焦于视网膜前。当屈光度大于 6D,眼底出现退行性变化和视功能受损时,称变性性近视或病理性近视。

【病因】

多见于高度近视。

【临床表现】

高度近视眼多为轴性近视,眼球前后轴明显变长,眼球向外突出。眼底可见视盘颞侧出现脉络膜萎缩弧(即近视弧)。近视患者随年龄增长眼轴进行性变长,眼球后极部向后扩张,产生后巩膜葡萄肿。视网膜色素上皮和脉络膜毛细血管层萎缩,脉络膜大血管和血管间色素裸露,呈豹纹状眼底。视网膜色素上皮层 - 玻璃膜以及脉络膜毛细血管层破裂所致的漆裂纹样改变,为粗细不规则的黄白色条纹。后极部出现黑斑,称为 Fuchs 斑,可能是出血吸收后遗留的病灶。周边部视网膜变性,包括视网膜囊样变性、视网膜格子样或铺路样变性、黄斑区视网膜劈裂、视网膜裂孔等。依据典型的病史和眼底表现即可诊断。

【治疗原则】

目前对于近视性黄斑变性尚无有效治疗,若伴发视网膜裂孔,可以施行视网膜光凝封闭裂孔。黄斑区视网膜下新生血管可行光动力疗法。该病主要在于预防。配镜或行角膜屈光手术可矫正屈光不正。但无法阻止黄斑病变的发展。

三、中心性浆液性脉络膜视网膜病变

中心性浆液性脉络膜视网膜病变,简称"中浆",是临床上常见的眼底病变之一,常发生于青壮年男性,多为单眼发病,表现为自限性疾病,但可反复发作,多次复发后视力不易恢复。

> 💡 考 点 提 示
>
> 视物变形、变小、不能矫正,应再做何检查?

案例

尹某,男性,45 岁,近来右眼视物模糊,伴有视物变形、变小、变色,今天来眼镜店拟配镜缓解现状。检查:视力,右眼 0.5,左眼 1.2,双眼前节未见异常。眼底检查:右眼黄斑呈圆盘状水肿,有少许小黄点。余无异常。左眼黄斑中心光反射可见。据此,

请问:1. 该顾客右眼考虑是何诊断?

2. 该顾客验光配镜能否缓解现状并提高视力?

3. 如何给该顾客制订治疗措施及有效指导?

【病因】

病因至今尚不十分清楚,年龄、性别、气候以及全身状况(病毒感染、精神紧张、妊娠、器官移植、感冒、肾衰竭、肝炎、劳累和睡眠不足)等为诱发因素。

【临床表现】

视力轻度下降或视物模糊、变形,如变小或变远,视物颜色中央变暗、发黄,部分患者表现为远视,可用凸透镜片提高视力。眼底检查:典型表现为黄斑区 1~3PD 大小盘状浆液性视网膜浅脱离,沿脱离缘可见弧形光晕,中心凹光反射消失。视网膜下可见有黄白色的渗出小点,视网膜下液吸收后可表现为黄斑区部色素紊乱(文末彩图 10-7)。

【治疗原则】

病因不明,缺乏针对性的有效药物治疗,糖皮质激素可诱发大泡性视网膜脱离并加重病情,应禁用。对于病程长且不能自愈者可考虑用激光视网膜光凝治疗以促进视网膜下液尽快吸收,但是激光视网膜光凝治疗并不能阻止复发。

【本病与眼视光】

一旦黄斑区出现病变,常常出现视力下降、眼前黑影或视物变形,患者如有上述情况应先到医院诊治。需要验光配镜者待病情稳定后再考虑配镜问题。

第五节 视网膜色素变性

视网膜色素变性是一种以慢性进行性感光细胞与色素上皮功能丧失为共同表现的遗

传性营养不良性退行眼病。临床上以夜盲、进行性视野缩小、眼底骨细胞样色素性视网膜病变和光感受器功能不良为特征。其遗传方式主要有性连锁隐性遗传，常染色体隐性或显性遗传，也可散发。通常双眼发病，极少数病例为单眼。

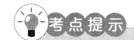

考点提示

暗处或夜晚视物特别不清，能否采取验光配镜等方法来改善？

【病因】

本病的确切病因尚不清楚。可能与基因异常或基因产物的缺陷、体内某些物质如氨基乙磺酸及铜锌的代谢异常以及免疫紊乱等有关。本病早期主要损害视杆细胞和色素上皮细胞。晚期损坏视网膜所有细胞结构和脉络膜毛细血管。

【临床表现】

夜盲是最早出现的自觉症状，并呈进行性加重，可早于眼底改变之前数年，多起始于儿童或少年时期。眼底主要改变为视盘呈蜡黄色萎缩，视网膜血管狭窄及骨细胞样色素沉着，称为视网膜色素变性的典型三联症。临床上随着病程进展，夜盲逐渐加重，视野逐渐缩小，至晚期形成管状视野，但是中心视力可长期保持。晚期中心视野亦累及，视力完全丧失（文末彩图 10-8）。

【治疗原则】

本病目前尚无有效治疗。对患者进行遗传咨询，解释本病的基本知识。患者应长期随诊。低视力者可试戴助视器。也可给予血管扩张剂，维生素 B、维生素 C 和维生素 E 等。但长期服用者应注意药物的副作用。

【本病与眼视光】

本病目前尚无有效治疗，低视力者可试戴助视器。验光配镜不能有效解决其视力问题。

●● 本 章 小 结 ●●

视网膜与眼视光关系密切，视网膜是感受光刺激、传导视觉冲动的重要组织，因此，一些视网膜疾病会造成患眼的屈光改变，而另一部分视网膜疾病本身的发病与屈光不正有关。此外，有些治疗视网膜疾病的手术也对患眼的屈光状态产生较大的影响，所以，在临床诊断和治疗视网膜疾病的过程中，应该进行必要的诊断性验光，以便清楚地了解病变的实质并采取有针对性的治疗措施。

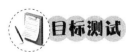
目标测试

一、问答题

1. 视网膜动脉阻塞和视网膜静脉阻塞的临床表现、治疗原则有哪些不同？

2. 年龄相关性黄斑变性的临床表现、诊断和治疗原则？

3. 视网膜脱离有哪些原因? 分几类?

二、选择题

1. 某高度近视患者突然发现左眼前黑幕遮盖,你首先考虑

    A. 左眼玻璃体积血   B. 左眼玻璃体混浊   C. 左眼视网膜脱离

    D. 左眼近视加重   E. 以上都不对

2. 出现视物变形的疾病是

    A. 玻璃体混浊   B. 视网膜中央动脉阻塞

    C. 中心浆液性脉络膜视网膜病变   D. 老视

    E. 以上都对

3. 高度近视可有以下哪些眼底表现

    A. Fuchs 斑   B. 黄斑出血   C. 近视性弧形斑

    D. 漆裂纹   E. 以上都是

4. 视网膜上哪个部位仅有神经纤维没有视网膜细胞,在视野中形成生理盲点

    A. 视盘   B. 黄斑   C. 锯齿缘   D. 睫状体   E. 周边部

5. 增殖性糖尿病视网膜病变的主要标志为

    A. 硬性渗出   B. 新生血管   C. 微动脉瘤   D. 黄斑水肿   E. 软性渗出

(廖志敏)

·第十一章·
视神经疾病

·· 学 习 目 标 ··

掌握:视神经疾病的定义与眼视觉的联系。

熟悉:常见视神经疾病的临床表现与眼视光的关系。

了解:视神经疾病的临床特点尤其是视野损害的特点。

视神经由视网膜神经节细胞的轴突汇集而成,又是大脑白质向前延伸的部分,视神经的三层鞘膜均由脑膜延续而来,鞘膜间隙和颅内同名的间隙沟通,间隙内充满脑脊液,因此视神经疾病常常与全身性疾病有关,尤其与中枢神经系统疾病的关系更为密切。而视神经属中枢神经系统的一部分,不少中枢神经系统疾病,往往先累及视神经。视神经疾病通常伴有视力减退、缓慢或突然发生,严重者甚至无光感,还可有色觉障碍、视野改变、暗适应降低、视觉诱发电位异常等。

一、视神经炎

视神经炎,泛指视神经的炎症、退行性变和脱髓鞘等疾病,临床上根据病变部位不同而分为视神经乳头炎和球后视神经炎。

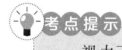

考点提示

视力下降伴眼球转动疼,验光不能提高视力,该如何处理?

案例

赵某,女性,30 岁,以左眼视力下降 1 天来眼镜店检查拟配镜,1 天前该顾客自我感觉左眼视物模糊,同时伴眼球转动时有隐痛。该顾客平素身体健康,否认有外伤,屈光不正等病史。检查:右眼视力 1.0,左眼视力 0.1,左眼瞳孔轻度散大,直接对光反应迟钝,间接对光反应存在。眼底:视盘轻度充血、水肿,边缘稍模糊,余未见异常,右眼无异常表现。据此,

请问:1. 该顾客诊断为何种眼病?

2. 能否验光配镜治疗?

3. 可否给该顾客建议和指导?

（一）视神经乳头炎

视神经乳头炎是发生在视神经球内段的急性炎症,其发病急剧、视力障碍严重。多见于儿童或者青壮年,常累及双眼。

【病因】

较为复杂,很多病因不明。常见引起视神经乳头炎,如脑膜炎、流行性感冒、肺炎、败血症、结核、梅毒、贫血、葡萄膜炎。眶蜂窝织炎、交感性眼炎、维生素 B 缺乏、药物中毒、代谢性疾病及哺乳期也可发病。

【临床表现】

早期视力开始急剧下降,数小时或一两天内视力严重障碍,甚至黑矇,有时可伴有眼球转动时疼痛,少数人伴有头痛和头晕等感觉。视野改变是本病重要体征之一,可出现中心、旁中心暗点,严重者患眼全盲。瞳孔轻度散大,直接对光反射迟钝或消失。眼底检查可见视盘充血水肿,边缘不清、生理凹陷消失、视网膜静脉增粗,而动脉一般无改变,可有出血灶。

【治疗原则】

尽力查找病因,除去病灶。及时给予大剂量糖皮质激素、维生素 B 族药物及血管扩张剂。使用糖皮质激素的目的是减少复发、缩短病程。

（二）球后视神经炎

球后视神经炎是指穿出巩膜后孔的眶内段视神经以及管内段视神经甚至颅内段视神经发生的炎症,而眼底无明显改变的。根据视神经炎症发病的缓急,临床上又可分急性球后视神经炎及慢性球后视神经炎两种。

【病因】

视乳头炎的病因亦可为本病的致病原因。急性者多由邻近的炎症病灶引起。如眶蜂窝织炎、交感性眼内炎、鼻窦炎和颅底脑膜炎等。慢性多由维生素 B 族缺乏、糖尿病、妊娠或烟酒中毒引起。

【临床表现】

急性期视力急剧下降,瞳孔中等散大,对光反应迟钝,眼球转动时有球后胀痛的感觉,特别是在向上及内侧看时更为明显。眼底早期无异常,晚期视盘颞侧呈程度不等的苍白色。视野检查有哑铃状暗点,还可见扇形缺损或周边视野缩小。严重者可发展为视神经萎缩而失明。慢性期发展缓慢,多为双侧性,多由于延误治疗或病程迁延较久所致,预后较差。眼球转动时无胀痛及牵拉痛。

【治疗原则】

不论急性或慢性球后视神经炎,均应积极针对病因进行治疗,同时还应大量补充维生素 B 族药物以及对急性期病例使用皮质类固醇药物进行治疗,多数患者经过治疗后,视力明显提高或完全恢复正常。

【本病与眼视光】

患者应先到医院诊治。需要验光配镜者待病情稳定后再考虑配镜问题。

二、前部缺血性视神经病变

前部缺血性视神经病变是指供应视盘筛板前区、筛板区及筛板后区的睫状后血管小分支发生缺血，导致相应的血管供应区发生局部急性循环障碍所致的一种视神经病变。本病多见于中老年人。

【病因】

凡能引起视盘供血不足的全身及眼部疾病均可导致本病，常见的病因有高血压、糖尿病、动脉硬化或栓子栓塞、颞动脉炎等血管性病变。急性大出血所致失血性休克、低血压、严重贫血、全身血液黏稠度增高等血循环改变，青光眼眼压过低或过高，眼眶和眼球局部炎症等。

【临床表现】

发病突然，无痛、非进行性的视力减退。多见单眼发病，发病年龄多在 50 岁以上，常伴有全身血管性疾病。眼底检查：视盘水肿、颜色稍淡，边界不清，视盘水肿可呈扇形或节段状，视盘表面和其附近视网膜上有少量线状或火焰状出血。后期出现视网膜神经纤维层缺损和继发性视盘局限性萎缩。视野检查：视野改变是缺血性视神经病变的主要特征，也是确诊的重要依据，表现为特征性的与生理盲点相连的扇形缺损。但其改变不以水平和垂直为界，绕过中心注视点，一般无中心暗点。

【治疗原则】

积极治疗原发疾病，同时给予大剂量糖皮质激素、维生素 B 族药物和血管扩张剂，并使用乙酰唑胺降低眼压，相对提高眼内灌注压。及时治疗，视功能预后较好，否则将会造成不同程度的视神经萎缩。

【本病与眼视光】

患者应先到医院诊治。需要验光配镜者待病情稳定后再考虑配镜问题。

三、视盘水肿

视盘水肿是指视盘的非炎症被动阻滞性水肿。这不是一种独立眼病，而是某些疾病尤其是颅内压增高所致的一种眼部表现，是一种征象。

【病因】

最常见的原因是颅内的肿瘤、炎症、外伤及先天畸形等所致的颅内压增高，视神经外面的三层鞘膜分别和颅内的三层鞘膜相连续。因此，颅内的蛛网膜下腔

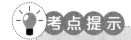

考点提示

视力逐渐下降或伴全头胀痛或恶心呕吐，可否验光配镜缓解症状？

和视神经的蛛网膜下腔相通，颅内的压力可通过脑脊液传到视盘。其他原因有全身性疾病如糖尿病、白血病、急进性高血压、肾炎、严重贫血、肺气肿，以及右心衰竭见于部分病例。一些眼病如视神经炎、视网膜中央静脉阻塞、视神经原发性或转移性肿瘤、葡萄膜炎

以及眼外伤或手术后持续性低眼压等也可引起视盘水肿。

【临床表现】

若为颅内压增高所致者,还可有颅压增高的全身症状,如头痛、头晕、恶心、呕吐等。除此以外,早期视力可不受影响,或仅有一过性的视物模糊甚至黑矇;晚期视力逐渐减退甚至失明。

典型的视盘水肿可分为四型:①早期型:视盘充血水肿,边界模糊、轻度隆起、视盘附近可有线状出血,视神经纤维层水肿;②进展型:视盘明显充血水肿,隆起显著,视盘附近可有火焰状出血,视网膜静脉可迂曲充盈,神经纤维层可有棉絮状斑,黄斑可有星形渗出或出血;③慢性型:视盘呈圆形隆起、视杯消失,出现闪亮的硬性渗出,表明视盘水肿已数月之久;④萎缩型:视盘色灰白,视网膜血管变细、有血管鞘形成、黄斑部可有色素改变(文末彩图 11-1)。视野检查:生理盲点扩大而周围视野正常,若有视盘水肿所致的视网膜水肿累及黄斑时,可同时存在相对性中心暗点。慢性期发展至视神经萎缩时,可有向心性周边视野缩窄,特别是鼻下方。

【治疗原则】

请相关科室,尤其是神经科会诊。尽早治疗引起视盘水肿的原发病。一般在治愈原发病后,视盘水肿预后较好。长期的视盘水肿可导致继发性视神经萎缩,终致失明。因此,对不明原因的视盘水肿可行对症治疗,如使用高渗脱水剂或行视神经鞘膜减压术,以防止出现视神经萎缩。

【本病与眼视光】

患者应先到医院诊治。需要验光配镜者待病情稳定后再考虑配镜问题。

四、视神经萎缩

视神经萎缩是指任何疾病引起视网膜神经节细胞及其轴突发生退行性变,致使视盘颜色变淡或苍白,视功能严重障碍。

【病因】

病因较复杂。①颅内压升高或颅内炎症:如视盘水肿晚期、结核性脑膜炎;②视网膜病变:包括血管性(视网膜中央动脉、静脉阻塞)、炎症(视网膜脉络膜炎)、变性(视网膜色素变性);③视神经病变:包括血管性(缺血性视神经病变)、炎症(视神经炎)、中毒性、梅毒性;④压迫性病变:眶内肿瘤及出血、颅内肿瘤;⑤外伤性病变:颅脑或眶部外伤;⑥代谢性疾病:如糖尿病;⑦遗传性疾病:如 Leber 病;⑧营养性:如维生素 B 缺乏;⑨眼压增高:如青光眼。

【临床表现】

视神经萎缩主要表现为视力减退和视盘颜色呈灰白色或苍白,同时伴有视野改变、严重者患眼全盲。此外,瞳孔也可有相应的改变,如光反射消失或迟钝。根据原发疾病的不同,可出现相应的眼底改变(文末彩图 11-2)。

临床上根据眼底表现,视神经萎缩主要分为原发性和继发性两大类。

1. 原发性视神经萎缩 为筛板以后的视神经、视交叉、视束以及外侧膝状体的视路损害。其萎缩过程是下行性的。眼底表现为视盘色淡或苍白,边界清楚,发生凹陷较大较深,可见筛板,视网膜血管和视网膜均正常。

2. 继发性视神经萎缩 继发病变在视盘、视网膜或脉络膜,萎缩过程是上行性的。眼底表现为视盘灰白、晦暗,边界模糊不清,生理凹陷消失,被胶质组织或炎性渗出物所替代,视网膜动脉变细,静脉正常,血管伴有白鞘,后极部视网膜可残留少许未吸收的出血或硬性渗出。

由于视盘的颜色、边界等生理差异较大,诊断时应结合视力、视野、病史及视觉电生理检测,包括视网膜电流图(EGR)、眼电图(EOG)和视觉诱发电位(VEP)等,对确诊和预后等均有一定的辅助意义。

【治疗原则】

目前尚无特效疗法。积极治疗其原发疾病,在病因治疗的同时,可给予其他辅助治疗,如大剂量维生素 B 族药物和血管扩张剂、高压氧、体外反搏,以及中医的活血化瘀疗法等。

【本病与眼视光】

患者应到医院诊治。验光配镜不能有效解决其视力问题。

••● 本 章 小 结 ●••

视神经由视网膜神经节细胞的轴索组成,为中枢神经系统的一部分。受损后或侵犯时,其神经细胞不易再生,可致永久性功能障碍。除视盘的病变可以通过检眼镜和眼底照相机检查外,其余的视神经部分均不能直视。因此,诊断视神经疾病必须依据病史、视力、视野、瞳孔、暗适应和色觉等检查,并借助视觉诱发电位(VEP)、荧光素眼底血管造影(FFA)、头颅与眼眶的 X 线、CT、超声波和 MRI 等检测手段,其中尤以视野检查对诊断视神经及视路疾病最为重要,有定性或定位的意义。

 目标测试

一、问答题

1. 几种瞳孔反应异常的特征有哪些?

2. 视野改变对视路病变诊断有何意义?

3. 视盘水肿的主要原因有哪些?

二、选择题

1. 视路不包括

A. 视神经   B. 外侧膝状体   C. 视束

D. 大脑颞叶   E. 视交叉

2. 引起象限性视野缺损的是

    A. 视盘水肿   B. 球后视神经炎   C. 缺血性视神经病变

    D. 假性视神经炎   E. 视乳头炎

3. 视神经炎可有

    A. 眼球转动痛   B. 相对性瞳孔传入障碍   C. 红绿色觉异常

    D. VEP 异常   E. 以上都对

4. 造成视盘水肿的最主要原因是

    A. 贫血   B. 高血压   C. 慢性肾炎

    D. 颅内压增高   E. 青光眼术后

5. 不是视神经疾病常见病因的有

    A. 炎症   B. 血管性疾病   C. 肿瘤

    D. 代谢性疾病   E. 以上都不是

（廖志敏）

第十二章
眼 外 伤

学 习 目 标

熟悉：眼外伤的概述，尤其影响视力的眼外伤疾病。

了解：常见眼外伤的临床表现和治疗原则，以及与眼视光的联系。

学会：观察顾客是否有影响配镜的明显疾患，能合理指导。

第一节 概 述

眼外伤（ocular trauma）是指机械性、物理性或化学性等因素直接作用于眼部，导致眼的结构和功能损害。眼外伤是致盲的主要原因之一。眼结构极为精细特殊，一经损伤，很难修复，轻者视力下降，重者视力丧失，甚至可以影响健眼，严重的眼外伤还可以影响面容。正确防治眼外伤，对于保护和挽救视力功能具有重要的临床和社会意义。

根据致伤原因，眼外伤可分为机械性和非机械性两大类，前者包括钝挫伤、穿通伤和异物伤等；后者有热烧伤、化学伤、辐射伤和毒气伤等。国际眼外伤学会将眼外伤分为闭合性和开放性两大类，由锐器造成眼球壁全层裂开，称眼球穿通伤；一个锐器造成眼球壁有入口和出口的损伤，称贯通伤；异物引起的外伤有特殊性，称眼内异物，包括穿通伤在内；钝器所致的眼球壁裂开，称眼球破裂。而钝挫伤引起的闭合性外伤，没有眼球壁的全层裂开。

接诊眼外伤患者应注意：①详细询问治伤的原因及时间，受伤及处理的经过，是否有眼内异物及全身性损伤；②检查时动作应轻巧，若怀疑眼球破裂，不得压迫眼球，必要时应在麻醉下或使用开睑钩提起眼睑后再进行检查；③如患者合作，应查双眼视力，瞳孔是否传入性障碍；④常规应用裂隙灯及检眼镜进行外眼及内眼检查，注意是否有伤口及眼内损伤，怀疑青光眼者应测量眼压；⑤疑有异物或屈光介质混浊者，可行 X 线、超声、CT 等影像学检查。

复杂眼外伤可有多种眼内组织损伤，并引起严重的并发症，如眼内感染、交感性眼炎、眼内细胞过度增生等。由于显微手术的广泛开展及玻璃体手术的迅猛兴起,使许多眼内并发症能得到有效处理。对眼外伤的处理,应做到及时诊断,尽可能早期缝合伤口,预防感染,为后继治疗创造有利条件。

眼外伤应以预防为主。加强卫生安全的宣传教育,严格执行操作规章制度,完善防护措施,坚持在工作时戴防护面罩或眼镜,减少眼外伤的发生;学校及幼儿园教师及学生家长要教育儿童避免玩危险玩具、弹弓、鞭炮等。

第二节　机械性眼外伤

机械性眼外伤是致伤物直接冲击或戳伤眼部组织而造成的伤害。

一、眼钝挫伤

眼钝挫伤是指机械性钝力打击或气浪冲击所致眼球附属器及眼球的损伤,受伤程度不一,可累及所有眼组织。眼钝挫伤占眼外伤发病总数的 1/3 以上,严重危害视功能。

【病因】

常见原因有砖石、拳头、球类、玩具、跌撞、交通事故及爆炸冲击波等。眼部的损伤程度与致伤物和外力的大小有关。

【临床表现】

1. 症状　根据损伤部位不同,可有视物模糊、眼部肿痛、淤血、出血等。

2. 体征　根据不同挫伤部位及程度,视力正常或下降,并有相应表现:①眼睑挫伤:眼睑水肿、裂伤、皮下淤血、泪小管断裂,眶壁骨折累及鼻窦可致皮下气

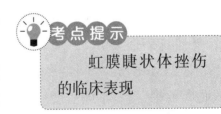

考点提示

虹膜睫状体挫伤的临床表现

肿;②结膜挫伤:结膜水肿、裂伤及结膜下淤血;③角膜挫伤:角膜上皮擦伤、基质层水肿、裂伤甚至破裂;④巩膜挫伤:角巩膜缘或赤道部破裂,眼压降低,前房及玻璃体积血;⑤虹膜睫状体挫伤:外伤性瞳孔散大、虹膜根部离断呈 D 形瞳孔(文末彩图 12-1)、前房积血、外伤性虹膜睫状体炎、继发性青光眼等;⑥晶状体挫伤:晶状体脱位或半脱位、外伤性白内障;⑦其他:如玻璃体积血,脉络膜破裂,视网膜出血、震荡或脱离,视神经挫伤等(文末彩图 12-2)。

【治疗原则】

根据病情给予对症治疗。应用抗生素、维生素、糖皮质激素、止血剂等药物和手术治疗。

1. 非手术治疗期间注意观察视力、伤口、出血及眼压等情况,注意休息。

2. 手术治疗

(1) 眼睑的皮肤裂伤、严重结膜撕裂伤应缝合,泪小管断裂应吻合。

（2）角巩膜裂伤者应在显微镜下行次全层缝合。

（3）严重的虹膜根部离断伴复视者,可考虑虹膜根部缝合术。

（4）前房积血多,吸收慢,并伴眼压升高,经药物治疗无效者,应行前房穿刺术放出积血。有较大凝血块时,可切开取出血块,避免角膜血染。

（5）挫伤导致晶状体混浊及晶状体脱位导致继发性青光眼,可手术治疗。

（6）伤后 3 个月以上玻璃体积血未吸收者,可考虑做玻璃体切除手术,若伴有视网膜脱离应及早手术治疗,以争取视网膜复位。

【本病与眼视光】

1. 加强安全生产和生活教育,建立健全生产安全制度,改善劳动条件和环境,特殊岗位要戴防护面罩或眼镜,避免、预防眼外伤的发生。

2. 眼钝挫伤瞳孔散大的患者,外出时可戴太阳镜以减少强光刺激。

二、眼球穿通伤

眼球穿通伤是指由锐器的刺入、切割造成眼球壁的全层裂开,伴或不伴眼内组织的损伤或脱出,是致盲的主要原因,预后取决于伤口的部位、范围、损伤程度和感染与否。眼球穿通伤按其损伤部位分为角膜穿通伤、角巩膜穿通伤和巩膜穿通伤三类,异物碎片击穿眼球可致眼内异物。

【病因】

多由刀、针、剪、树枝、玻璃等锐器或敲击金属飞溅的碎片、枪弹等所致。

【临床表现】

依据致伤物的大小、形态、性质、刺伤的速度、受伤的部位、污染的程度及有无眼球内异物存留等,可有不同程度的视力下降及眼组织损伤。

1. 症状 眼痛、畏光、流泪和视力下降等。房水外流时,常有"热泪"涌出的感觉。

2. 体征 ①角膜穿通伤,较小伤口常自行闭合,仅见角膜线状条纹;较大伤口多伴有虹膜脱出、嵌顿和晶状体损伤(文末彩图 12-3);②角巩膜穿通伤,可引起葡萄膜、晶状体、玻璃体的损伤、脱出及眼内出血;③巩膜穿通伤,较小伤口可被结膜下出血掩盖,难以发现;较大伤口常伴有脉络膜、视网膜和玻璃体的损伤;④异物碎片击穿眼球壁时常将异物存留于眼内。眼内异物可存留于前房、晶状体、玻璃体及眼后节,易并发铁质沉着症、铜质沉着症、化脓性眼内炎、交感性眼炎等。

交感性眼炎是指受伤眼(诱发眼)发生葡萄膜炎持续不退,经一段潜伏期后,另一眼(交感眼)也可出现类似的葡萄膜炎。交感性眼炎为迟发性自身免疫性疾病,多发生于伤后2~8 周。

【治疗原则】

眼球穿通伤属眼科急症,应及时手术缝合伤口、防治感染和并发症。如有眼内异物,可及早行异物取出术;如伤后眼球外形和视功能恢复无望,应行眼球摘除术。

【本病与眼视光】

1. 眼外伤重在预防。指导顾客生活中要远离危险物品,儿童不要玩刀棍、针头等,燃放鞭炮须注意安全;工作时须搞好安全防护,必要时配戴防护眼镜。

2. 眼睛溅入异物,切忌用力揉眼或自行剔除异物,指导顾客应及时到医院处理,以免延误病情。

三、眼内异物

眼内异物是指异物碎片击穿眼球壁,存留于眼内,是一种严重危害视力的眼外伤,任何眼部穿通伤都应该怀疑眼内异物的存在。异物的损害包括机械性破坏、化学及毒性反应、继发感染等。

【病因】

眼内异物分为金属异物和非金属异物。金属异物分为磁性和非磁性异物,以铁质异物最常见,可引起铁质沉着症,铜可引起铜质沉着症;非金属异物多为玻璃、瓷器、碎石、塑料、沙、木片等惰性物(文末彩图12-4)。

【临床表现】

依据眼球损伤程度、异物性质和存留部位,有不同的临床表现。

1. 常伴有眼球穿通伤的临床表现。

2. 眼内异物可存留于前房、晶状体、睫状体、玻璃体和眼后节等,严重者可造成视网膜的损伤。

3. 眼内异物可引起外伤性虹膜睫状体炎、化脓性眼内炎、交感性眼炎以及眼球铁质沉着症、青光眼、白内障、增殖性玻璃体视网膜病变和视网膜脱离等并发症。

【治疗原则】

眼内异物伤属眼科急症,应立即手术取出异物。铁质、铜质异物对眼内组织有严重损害,必须尽早取出。磁性异物可用电磁铁吸出,非磁性异物需要行玻璃体切除术。术后眼局部及全身应用抗生素和糖皮质激素治疗,防治眼内感染。

【本病与眼视光】

1. 眼外伤重在预防。应积极做好安全防护,必要时戴防护眼镜。

2. 患者如眼内异物未取出或择期取出,应指导其注意眼部情况变化,定期随访。健眼发生不明原因的视力下降、疼痛、眼部充血等应及时就诊,以防发生交感性眼炎。

第三节 化学性眼外伤

化学物品的溶液、粉尘或气体进入或接触眼部,引起眼部组织的化学性烧伤。其中最常见酸性和碱性烧伤,需要急诊处理。其损伤程度和预后取决于化学物品的性质、浓度、量的多少以及处理是否及时得当。

【病因】

1. 酸性烧伤 酸对蛋白质有凝固作用。较低浓度的酸性溶液仅有刺激作用;强酸能使组织蛋白凝固坏死,形成痂膜,能阻止酸性溶液继续向深层渗透,组织损伤相对较轻。

2. 碱性烧伤 碱能溶解脂肪和蛋白质。碱性物质接触组织细胞后,能很快渗透到组织深层和眼内,引起持续的破坏,导致角膜溃疡和穿孔,碱烧伤导致的后果要严重得多。

【临床表现】

根据伤后组织损伤程度,可将酸碱烧伤分为轻度、中度、重度三级。

1. 轻度 眼睑及结膜轻度充血水肿、角膜上皮小片状损害脱落,数日后上皮修复,基本不留并发症。多由弱酸或稀释的弱碱引起。

2. 中度 眼睑皮肤水疱或糜烂,结膜小片状坏死,角膜上皮层完全脱落或混浊水肿,愈后留有角膜斑翳,严重影响视力。多由强酸或较稀的碱性溶液引起。

3. 重度 结膜广泛性贫血坏死,角膜全层瓷白色混浊,眼内结构不能窥见。可出现角膜溃疡或穿孔、角膜白斑或葡萄肿、继发性青光眼、白内障及眼球萎缩等并发症。

此外,眼睑、泪道、结膜烧伤可引起眼睑畸形、睑球粘连和眼睑闭合不全等并发症。

【急救与治疗】

1. 急救 眼化学伤现场急救原则是争分夺秒、就地取材、彻底冲洗。凡从事酸、碱等工作人员,都应具备自救与互救的知识。伤后立即用大量清水或其他水源反复冲洗。冲洗时翻转眼睑,转动眼球,暴露穹窿部,将结膜囊内的化学物质彻底冲出。送至医院后,根据时间早晚可再次进行冲洗,并检查结膜囊内有无异物存留。

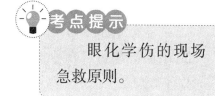

考点提示

眼化学伤的现场急救原则。

2. 治疗

(1)首先局部和全身应用抗生素控制感染。1%阿托品眼药水散瞳避免虹膜后粘连。适时应用糖皮质激素和非甾体类抗炎药物,减轻炎症反应。应用维生素C促进胶原合成。0.5% EDTA(依地酸二钠)可用于石灰烧伤患者。应用胶原酶抑制剂,防止角膜穿孔。

(2)伤后2周角膜融解变薄,可行角膜板层移植、羊膜移植或口腔黏膜移植术。为防止睑球粘连,可放置角膜软镜,换药时用玻璃棒充分分离睑球粘连。

(3)应用胶原酶抑制剂,防止角膜穿孔。

(4)晚期治疗:主要是针对并发症的手术治疗。

【本病与眼视光】

1. 大力宣传眼化学伤的危害,牢固树立预防为主的意识。化工人员应掌握基本的防护知识,规范操作,必要时戴防护眼镜,防止化学物质溅入眼内。

2. 高度重视眼化学伤现场急救的重要性。一旦发生眼化学伤,应争分夺秒,就地用自来水、河水、井水或饮用矿泉水等大量清水充分冲洗伤眼。也可将面部浸入盛水的面盆中,经30分钟充分冲洗后,再到医院做进一步治疗。

第四节 辐射性眼外伤

辐射性眼外伤包括电磁波谱中各类辐射线造成的损害,如紫外线、X线、γ线等。本节主要介绍由紫外线损伤引起的电光性眼炎。

电光性眼炎是指电焊和紫外线灯等紫外线被角膜等眼部组织吸收后,产生光化学反应,造成眼部损伤。在高原、冰川雪地、海面或沙漠上作业和旅游而发病者称日光性眼炎或雪盲。

案例

李某,男,40岁,双眼突然出现剧烈疼痛、视物模糊、畏光、流泪等症状。诉在机械加工车间工作,3小时前接触电气焊但没戴防护镜。检查:远视力:右眼0.3,左眼0.3,角膜弥漫性点状脱落,染色见弥散性点状着色,外眼无特殊。

请问:1. 验光配镜能否解决该患者的视力问题?

2. 该患者视力下降的原因是什么?如何进行指导?

【病因】

紫外线对组织有光化学作用,使蛋白质凝固变性,角膜上皮坏死脱落。照射引起的组织损伤取决于吸收的总能量,即辐射的强度和持续的时间。

【临床表现】

1. 症状　潜伏期一般为照射后3~8小时;多在夜间急性发病,双眼可出现眼剧痛、畏光、流泪、眼睑痉挛等强烈的刺激症状。24小时后症状缓解或痊愈。

2. 体征　双眼混合充血,角膜上皮细胞呈弥漫性点状脱落,荧光素钠染色阳性。

【治疗原则】

主要是止痛、预防感染。抗生素眼膏涂眼,剧痛者可滴眼科表面麻醉剂,一般1~2天后症状消失痊愈。

【本病与眼视光】

1. 重视安全教育,加强劳动防护,以预防为主。有辐射源的工作场所,须严格遵守操作规程;指导顾客在特殊电磁环境下工作,应戴防护眼镜。

2. 指导顾客外出时可戴太阳镜防止紫外线损伤。

••● 本 章 小 结 ●••

本章对眼外伤进行了阐述,着重对眼钝挫伤、穿通伤、异物伤、酸碱化学伤和辐射性眼外伤进行了论述。眼外伤是引起单眼失明的首要原因。眼外伤重在预防,应指导顾客加强卫生安全的宣传教育,严格执行操作规章制度,完善防护措施;教育儿童不玩危险玩具,注意安全。对眼外伤患者尤其面部形象受损的顾客验光配镜进行合理指导。

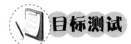 **目标测试**

选择题

1. 眼化学性烧伤的紧急处理正确的是

    A. 立即送往附近医院

    B. 立即就地取材冲洗

    C. 包扎后送往附近医院

    D. 结膜囊内的化学物质可到医院后再冲洗

    E. 先判断致伤物的性质再冲洗

2. 眼球内金属物存在时,最重要的治疗措施是

    A. 抗生素   B. 治疗并发症   C. 取出异物

    D. 止血   E. 观察随访

3. 眼球穿通伤临床表现不包括

    A. 结膜苍白水肿   B. 眼部疼痛   C. 眼内异物

    D. 突发性视力减退   E. 角膜穿孔

4. 角膜穿通伤若伤口大且不规则,可出现

    A. 正常眼压   B. 正常前房

    C. 瞳孔无变化   D. 前房积血、晶状体或眼后节的损伤

    E. 常无虹膜脱出及嵌顿

5. 小儿玩一次性注射器,被针头扎伤,检查发现角膜水肿、前房积脓、玻璃体混浊呈反光,

    下列诊断最可能的是

    A. 眼内炎   B. 虹膜睫状体炎   C. 角膜炎

    D. 视网膜脱离   E. 玻璃体积血

6. 对酸或碱性烧伤急救而言,最重要的是

    A. 滴入消炎眼药水   B. 散大瞳孔   C. 滴入弱碱性或酸性药物

    D. 结膜下注射维生素 C   E. 彻底冲洗眼部

（徐 歆）

第十三章
全身性疾病的眼部表现

学习目标

掌握:内科疾病的眼视光表现。

熟悉:药物对眼视光的影响。

了解:外科、妇产科、儿科、耳鼻喉科、口腔科、神经与精神科疾病的眼视光表现。

眼是人体不可分割的组成部分。全身性疾病与眼关系密切,除眼部自身疾患外,不少眼病可由全身性疾病引起,而许多全身性疾病往往也有眼部表现,有的眼部表现还具有特殊的诊断价值。可致眼部异常的全身性疾病,包括感染性与非感染性炎症、内分泌、营养与发育障碍、良恶性肿瘤、中毒与遗传等,如维生素 A 缺乏可致角膜软化症,球结膜出现 Bitot 斑,角膜边缘的色素环(Kayser-Fleischer 环)是诊断肝豆状核变性的重要体征。视路疾患,常有典型的视野改变。因此,在眼视光工作中要理解和认识全身性疾病的眼部表现,以及和眼视光的密切关系,以提高眼视光服务水平。

第一节　内科疾病的眼部表现

一、动脉硬化与高血压

1. 动脉硬化性视网膜病变　动脉硬化是动脉非炎症性、退行性和增生性病变,以动脉壁增厚、变硬和弹性减退引起组织器官的结构和功能性改变为特征。一般包括老年性动脉硬化、动脉粥样硬化和小动脉硬化等。老年性动脉硬化多发生在 50~60 岁,为全身弥漫性动脉中层玻璃样变性和纤维样变性。在眼部多累及视网膜中央动脉视神经内段、视盘筛板区及视盘附近的主干动脉。

眼底表现:眼底所见的视网膜动脉硬化为老年性动脉硬化和小动脉硬化。在一定程度上反映了脑血管和全身其他血管系统的情况,又称动脉硬化性视网膜病变。主要表现为:①视网膜动脉弥漫性变细、弯曲度增加、颜色变淡、动脉反光增宽,血管走行平直;②动静脉交叉处可见静脉隐蔽和静脉斜坡现象;③视网膜,特别是后极部可见渗出和出血,一般不伴有水肿(文末彩图 13-1)。

2. 高血压性视网膜病变(HRP)　高血压是以体循环动脉压增高为主要表现的临床综合征,分为原发性和继发性两大类。原发性高血压占总高血压患者的 95% 以上,又分为缓进型(良性)和急进型(恶性),70% 有眼底改变(文末彩图 13-2)。眼底改变与年龄、血压升高的程度、病程的长短有关。年龄愈大、病程愈长,眼底改变的发生率愈高(详见第十章)。

二、糖尿病

案例

患者,男,48 岁。左眼突然视物不见 3 个小时。上午弯腰捡一物品,起身后突然觉得左眼前发黑,逐渐加重。眼科检查:视力右眼 1.0,左眼手动 / 眼前。右眼视网膜上可见散在微血管瘤。左眼玻璃体积血,眼底不清。

请问:1. 患者需要哪些检查?

　　　2. 可能是什么病?

糖尿病是一组以高血糖为特征的代谢性疾病。高血糖则是由于胰岛素分泌缺陷或其生物作用受损,或两者兼有引起。糖尿病时长期存在的高血糖,导致各种组织,特别是眼、肾、心脏、血管、神经的慢性损害、功能障碍。糖尿病引起的眼部并发症很多,包括糖尿病视网膜病变(DR)、白内障、晶状体屈光度变化、虹膜睫状体炎、虹膜红变和新生血管性青光眼等。

1. 糖尿病性视网膜病变(DR)　非增殖性 DR 和增殖性糖尿病视网膜病变(详见第十章)。

2. 糖尿病性白内障　发生在血糖没有很好控制的青少年糖尿病患者。多为双眼发病,发展迅速,甚至可于数天、数周或数月内发展为完全混浊(详见第八章)。

3. 屈光不正　血糖升高时,屈光度增加,患者由正视变成近视,或原有的老视症状减轻。发病机制为血糖升高、血液内无机盐含量降低、房水渗透压下降,导致房水渗入晶状体,晶状体变凸,屈光度增加。血糖降低时,屈光率减小,又可恢复为正视眼,当阅读时又需要配戴老花镜。屈光度在短时间内发生迅速改变是糖尿病引起的晶状体屈光度改变的一个显著特征。

4. 虹膜新生血管和新生血管性青光眼　糖尿病虹膜新生血管的发生率为 1%~17%。而在 PDR 可高达 65%。原因是广泛的视网膜缺血诱发血管内皮生长因子,刺激虹膜和房角新生血管产生。表现为虹膜上出现一些细小弯曲、不规则的新生血管,多位于瞳孔缘,并发展到虹膜周边部,又称虹膜红变。房角的新生血管阻塞小梁网,或牵拉小梁网产生粘连,引起继发性青光眼。

5. 眼球运动神经麻痹　糖尿病是其常见原因,可出现眼外肌运动障碍和复视,如展神经麻痹或动眼神经麻痹。一般可以逐渐恢复。

6. 其他 糖尿病患者常伴有泪膜稳定性的降低、球结膜小血管迂曲扩张并有微血管瘤、角膜知觉下降、视盘病变和星状玻璃体变性等。

三、肾脏疾病

肾小球肾炎分为急性和慢性肾小球肾炎。前者多发生于儿童,男性多于女性;后者可以发生于任何年龄,但以中青年为主,男性居多。两者均可引起眼部变化。

急性肾小球肾炎除表现为眼睑水肿外,常伴有因高血压引起的眼底病变,包括视网膜血管痉挛、视网膜出血和渗出等。这些病变为可逆性的,可因疾病的痊愈而恢复正常。

慢性肾炎 50% 以上有眼底改变,伴有肾功能不全者约 75%、尿毒症几乎全部有眼底改变。表现为视网膜动脉细,呈铜丝状或银丝状,视网膜动静脉交叉压迹,静脉迂曲扩张;视网膜弥散性、灰白色水肿、硬性渗出;视网膜出血和棉絮斑以及视盘充血、水肿。这些病变在全身病变好转后,可逐渐缓解。本病预后差。

四、感染性心内膜炎

感染性心内膜炎是细菌、真菌和其他微生物直接感染而产生心瓣膜或心室壁内膜的炎症。当心脏瓣膜炎性赘生物脱落时,会发生病灶转移或机械性血管阻塞。引起眼部并发症,且严重。表现为眼睑和皮下小出血点或出血斑,其中心部常呈灰白色;球结膜下点状、线状或火焰状出血点;虹膜睫状体炎或伴有前房积脓的内源性眼内炎;视网膜中央动脉阻塞等。出现脓毒性视网膜炎时,视盘附近有视网膜出血和渗出,出血大小、形状不一;渗出多为圆形或椭圆形白点状,单独存在或位于出血斑中央(Roth 斑)。

五、贫血

贫血是指外周血中单位容积内血红蛋白浓度、红细胞计数和血细胞比容低于相同年龄、性别和地区的正常标准,出现乏力、头晕、面色苍白等临床症状。贫血在眼部可表现为视力下降、视力疲劳或视野缺损等症状。轻度贫血眼底可正常,如果血红蛋白浓度或红细胞计数降低到正常的 30%~50%,则可出现眼底变化。最常见的体征是视网膜出血,通常呈火焰状和圆点状,也可为线状或不规则状,多位于后极部。视网膜血管颜色变淡,动脉管径正常或稍细,静脉迂曲扩张、色淡。视网膜有棉絮斑,偶尔可见硬性点状渗出,视网膜水肿。恶性贫血可出现缺血性视神经病变或视神经炎外观;或表现为视神经萎缩,可致失明。

六、白血病

白血病是造血系统的一种恶性疾病。根据增生的细胞类型,可分为粒细胞白血病、淋巴细胞白血病和单核细胞白血病等类型。根据病程发展快慢和白细胞成熟程度,又可将白血病分为急性和慢性两大类。常有眼部表现,可引起视力下降或失明,偶有视野缺损、夜盲和眼球突出等症状。①眼底改变:视网膜出血,典型的为 Roth 斑、视网膜深层点状出血或浅层火焰状出血,也可见视网膜前出血。视网膜渗出较少见。②眼眶浸润:多发生于幼儿。急性粒细胞性白血病因眶内组织受白血病细胞浸润,造成眼球突出、眼球运动障碍、上睑下垂、结膜充血水肿等。③眼前节:最常见于急性淋巴细胞性白血病。表现为自发性结膜下出血、自发性前房积血、假性前房积脓、虹膜浸润和肥厚,临床表现类似急性虹膜睫状体炎。

七、结核病

结核病是由结核分枝杆菌引起全身多脏器的炎性改变。眼结核由于全身或局部病灶的内源性播散引起。多继发于肺结核,少见活动性病灶者。除晶状体外,眼部各组织均可累及。

角膜结核多继发于邻近组织病灶。年轻女性多见,易反复发作。临床表现为:①结核性角膜溃疡:类似匐行性角膜溃疡;②角膜基质炎:最常见;③泡性角膜炎;④深层中央性角膜炎:与病毒性盘状角膜炎相似。治疗:局部应用链霉素、黄降汞眼膏及散瞳。

巩膜结核多继发于邻近病灶,也可因对结核蛋白过敏而发生。表现为巩膜外层炎、巩膜炎、前巩膜炎及后巩膜炎。

结核性葡萄膜炎是内因性葡萄膜炎的原因之一。可表现为肉芽肿性虹膜睫状体炎、多灶性脉络膜炎、慢性结核性全葡萄膜炎。

八、维生素缺乏

维生素是人为维持正常的生理功能而必须从食物中获得的一类微量有机物质,在人体生长、代谢、发育过程中发挥着重要的调节作用。

1. 维生素 A 缺乏症　可引起夜盲、干眼及角膜软化症,表现为在较暗光线下视物不清、眼睛干涩、易疲劳等。

2. 维生素 B_1 缺乏症　可发生脚气病,70% 伴有眼部异常,角结膜上皮改变可表现干眼;严重时视神经萎缩,视力丧失。

3. 维生素 B_2 缺乏症　表现为酒渣鼻性角膜炎,角膜缘周围新生血管形成,晚期整个角膜被浅层和深层的新生血管侵袭。可有脂溢性睑缘炎和结膜炎等。

4. 维生素 C 缺乏症　眼睑、结膜、前房、玻璃体、视网膜和眼眶等部位都可发生出血。还易发生白内障。

5. 维生素 D 缺乏症　常见于3岁以下婴幼儿。可引起眼眶狭窄、眼球突出、眼睑痉挛、屈光不正和低钙性白内障。但如摄入过量,可出现角膜带状混浊等。

九、风湿热及类风湿关节炎

风湿热是一种与 A 组 R 溶血性链球菌感染有关的全身性结缔组织的非化脓性疾病,

风湿性眼病可以累及眼睛的各个部分,如眼睑、结膜、角膜、巩膜、葡萄膜、视神经及眼眶内组织如眼肌、泪腺等。

类风湿关节炎患者的关节和眼有相同的病理过程,结膜和巩膜的炎性变化与滑膜和软骨相似,由免疫因素介导的炎症造成包括眼在内的各器官的损伤。最常见的眼部表现是巩膜炎和角膜炎、巩膜外层炎等。最多见为继发性干燥综合征,10%~35% 患者有眼部病变,眼损害的症状通常较轻,有时几乎无症状。也可表现眼剧痛、充血发红、流泪怕光。

十、获得性免疫缺陷综合征

获得性免疫缺陷综合征(AIDS),又称艾滋病,是由于感染了人类免疫缺陷病毒(HIV)后引起的一种致死性传染病。其眼部表现主要是:

1. 微血管病变 球结膜微血管管腔不规则、节段性血柱、毛细血管瘤、小动脉狭窄等;视网膜棉绒斑,后极部片状、火焰状 Roth 斑等;黄斑区视网膜水肿和渗出。

2. 眼部感染 ①巨细胞病毒性视网膜炎;②弓形体性视网膜脉络膜炎;③眼带状疱疹:可为首发症状,表现为皮疹重、病程长,常合并角膜炎、葡萄膜炎;④水痘 - 带状疱疹病毒性视网膜炎或急性视网膜坏死;⑤角膜炎:表现为单纯疱疹性、真菌性、细菌性;⑥眼内炎:多为真菌性。

3. 眼部肿瘤 卡波西肉瘤、眼眶淋巴瘤等。

4. 神经性眼部异常 有脑血管性并发症时,第Ⅲ、Ⅳ、Ⅵ对脑神经障碍,引起上睑下垂、眼肌麻痹、视盘水肿、视乳头炎、球后视神经炎、视神经萎缩。

5. 偶见巩膜炎、虹膜睫状体炎、葡萄膜炎或继发性青光眼。

第二节 外科疾病的眼部表现

一、面部疖肿及体内深部脓肿

由于面静脉无静脉瓣,血液可双向流动,所以,面部疖肿特别是危险三角区的化脓性感染,处理不当或自行挤压时,常使脓毒性栓子进入面静脉、内眦静脉,经眼静脉进入海绵窦,引起海绵窦静脉炎、海绵窦血栓或颅内化脓性感染。眼部表现为眼睑红肿、球结膜水肿、眼球突出、眼肌麻痹、眶周疼痛、复视等,并伴有头痛、寒战、高热甚至昏迷等。

体内深部感染或脓肿可因败血症引起转移性眼内炎或球后脓肿。

二、颅脑外伤

常因外伤部位、受伤的程度、受伤方式不同而出现不同的眼部表现。

1. 硬脑膜外血肿 多为顶骨或颞骨骨折,以脑膜中动脉损伤产生的颞部血肿多见。如不及时手术治疗易导致死亡。瞳孔变化是本病的一个重要体征。外伤几分钟后,同侧瞳孔缩小,对光反应迟钝,持续数分钟;然后瞳孔进行性开大,对光反应消失。1~2 小时后呈高度僵直性开大。此时,患者生命多可挽救。如果一侧或双侧瞳孔开大、僵直达 30 分钟以上,很少有存活者。此外,还可出现眼外肌运动障碍、视盘水肿、视网膜前出血等表现。

2. 硬脑膜下血肿 多因外伤引起颅内小静脉的破裂所致。眼部表现为同侧瞳孔开大,轻度的颅脑损伤患者眼底多无变化,较重者常出现轻度视盘水肿、视网膜水肿、静脉充盈等变化,眼球运动神经麻痹。

3. 颅底骨折 双侧眼睑、结膜、眼眶皮下淤血,即所谓的"熊猫眼征"。颅前凹骨折还可有眼球突出或眼眶皮下气肿。颅中窝骨折可引起搏动性突眼、动眼神经麻痹的体征。

4. 颅骨骨折 伴有视神经管骨折时,骨折片压迫视神经可引起失明。对颅脑外伤患者,应注意观察双侧瞳孔的变化。发现一侧瞳孔直接对光反射消失,间接对光反射存在时,则表明该侧视神经受损,应及时进行 CT 或 X 线等检查,发现视神经管骨折,可考虑行视神经管减压手术等治疗,以挽救视功能。

三、远达性视网膜病变

因车祸、地震、房屋倒塌等所引起,头胸腹部的急性挤压伤或粉碎性骨折,可引起一眼或双眼的视网膜病变,视力下降。在视网膜和视盘周围常见棉絮斑、出血和水肿,以及视盘水肿或玻璃体积血。通常,视网膜内出血散布于黄斑周围,脂肪栓子造成的棉絮斑一般较小,常位于较周边区。荧光造影显示小动脉阻塞及渗漏。伴有眼睑和结膜充血、水肿,眼球突出。

第三节 妇产科疾病的眼部表现

妊娠高血压综合征是妊娠期特有的疾病,是孕产妇和围生儿发病和死亡的主要原因之一,以高血压、水肿和蛋白尿为特征。眼部可发生眼睑皮肤和结膜水肿、球结膜小动脉痉挛、毛细血管弯曲及结膜贫血等。这些血管改变较视网膜血管改变早。视网膜小动脉功能性痉挛和狭窄,继之动脉反光增强,可见动静脉交叉压迫现象,黄斑星芒状渗出,视网膜水肿、出血和渗出;严重者产生浆液性视网膜脱离或视盘水肿。浆液性视网膜脱离在分娩后数周内可自行复位。

第四节 儿科疾病的眼部表现

一、麻疹

麻疹是儿童最常见的急性呼吸道传染病之一。母亲妊娠头 3 个月内感染麻疹,可引起新生儿白内障和色素性视网膜病变。麻疹患儿初期表现为急性卡他性结膜炎,皮疹出现后 1~2 周内,可引起双侧视神经视网膜炎,表现为视盘水肿、视网膜静脉扩张、黄斑区星芒状改变。部分患儿因高热导致维生素 A 缺乏,出现角膜软化。

二、流行性腮腺炎

流行性腮腺炎简称流腮,俗称痄腮。四季均有流行,以冬、春季常见。儿童感染腮腺炎,眼部可表现为滤泡性结膜炎、角膜炎、巩膜炎、虹膜炎或葡萄膜炎、青光眼、眼外肌麻痹、泪腺炎及视神经炎。妊娠期妇女如果患腮腺炎,则生出的婴儿会有小眼球、小角膜、角膜混浊、先天性白内障及眼球震颤、视神经萎缩等先天异常。

三、早产儿视网膜病变

早产儿视网膜病变是发生在早产儿和低体重儿的眼部视网膜血管增生性疾病。其发病原因是多方面的,早产儿视网膜尚未发育完整,如处于高氧环境下,视网膜血管收缩、阻塞,使局部缺血、缺氧,诱发视网膜血管异常增生,从而引起渗出、出血、机化等一系列改变。用氧是抢救早产儿的重要措施,又是致病的常见危险因素,出生孕周和体重愈小,发生率愈高,按病变严重程度分为五期。早产儿视网膜病变如果在孩子出生 4~6 周时发现,是治疗此病的最佳时机,治疗后,孩子的眼睛与常人无异,但可供治疗只有 2 周时间,称为"时间窗",如果过了这个时间段,只有 10% 的治疗可能。"时间窗"一旦关上,孩子就坠入永远的黑暗。

第五节 神经科疾病的眼部表现

一、脑血管疾病

1. 脑动脉阻塞 因损害部位不同,眼部的表现也不同。①颈总动脉或颈内动脉阻塞,表现为患侧眼一过性黑矇或持续性失明,双眼出现病灶对侧的同向偏盲,或患侧全盲及对侧眼颞侧偏盲;②大脑中动脉阻塞表现为病灶对侧的同向偏盲,无黄斑回避,也可呈下内偏盲;③基底动脉阻塞表现为瞳孔缩小,第Ⅲ、Ⅳ、Ⅵ对脑神经麻痹;④大脑后动脉阻塞表现为病灶对侧同向偏盲,有黄斑回避及皮质盲或象限盲。

2. 脑出血 80% 的脑出血发生在基底节附近。①壳核、外囊出血,可表现为瞳孔不等大,双眼同侧偏盲,视盘水肿等;②丘脑出血时,瞳孔缩小、不等大、对光反射消失,视盘水肿,少见偏盲;③脑室出血时,瞳孔不等大,对光反射迟钝或消失,双眼同向运动麻痹,视盘水肿;④脑干出血表现为双侧瞳孔缩小,对光反射消失或减弱,眼球固定不动、上睑下垂、眼球震颤等。

3. 蛛网膜下腔出血 有脑神经麻痹,视网膜小动脉狭窄或节段性收缩,视网膜静脉充盈、扩张,视网膜出血或前出血,严重者出现视盘水肿。

二、脑肿瘤

额叶、枕叶和颞叶的肿瘤、脑垂体瘤及小脑肿瘤等可有两大类眼科表现。①颅内压增高引起原发性视盘水肿,晚期出现视神经萎缩;②视野改变,与肿瘤定位有关。额叶肿瘤表现为向心性视野缩小,伴患侧视神经萎缩、对侧视盘水肿,称 Foster-Kennedy 综合征。颞叶肿瘤表现为同侧偏盲或上象限盲。枕叶肿瘤表现为对侧同向偏盲,常有黄斑回避。

三、颅内炎症

1. 脑炎 眼部可有眼痛、畏光等症状。脑干和枕叶、颞叶病变时,可有上睑下垂、眼球震颤、眼外肌麻痹,睑闭合不全;结膜炎、角膜知觉迟钝或消失;瞳孔扩大或缩小,不等大,对光反应迟钝或消失。病情严重者眼底可表现为视盘充血、水肿,视网膜静脉扩张,动脉明显变细,后极视网膜水肿。少数有视乳头炎、视神经萎缩及皮质盲。

2. 脑膜炎 眼球运动神经受损引起眼肌麻痹、结膜炎、角膜浅层溃疡和实质层浸润。有时可见视神经炎、视神经视网膜炎或视神经萎缩、转移性眼内炎或全眼球炎等。

第六节　药源性眼病

许多全身药物可以引起眼部病变,应该掌握全身用药对眼部的影响和干扰,从而更好地指导患者选择药物、合理用药。

一、糖皮质激素

长期局部、眼周、吸入或全身应用糖皮质激素均可引起原发性开角型青光眼。原发性开角型青光眼患者对局部应用糖皮质激素的反应更敏感,而全身应用糖皮质激素对于一些个体可以引起眼压的升高,但比局部应用者发生比例要少。其机制与小梁网部房水流出阻力增加有关。由于糖皮质激素性青光眼可以发生在长期应用糖皮质激素过程中的任何时间,因此在患者接受糖皮质激素治疗的过程中,应该定期监测眼压。氟氢缩松、利美缩龙、甲羟松、氯替泼诺等糖皮质激素对眼压升高的影响要比泼尼松龙和地塞米松小,在选择糖皮质激素治疗疾病时可以选择对眼压影响小的药物。同时也应注意内源性糖皮质激素水平过高的患者。

此外,长期全身应用还可引起白内障,诱发或加重单纯疱疹病毒性角膜炎。如角膜上皮不完整,局部应用可引起真菌过度生长。治疗全身性血管病时,全身用药与浆液性视网膜脱离有关,甚至形成泡状视网膜脱离。

二、安定药

长期(3~10 年)大剂量(500~1 500mg/d)服用氯丙嗪,可引起眼部损害。①眼睑:蓝灰色或紫色,结膜暴露部分呈铜棕色;②角膜:下半部内皮或实质层可见类似晶状体的混浊;③白内障:表现为前囊、前囊下灰白色小点沉着或浅棕色混浊;④视网膜:可见色素紊乱和黄斑色素变化。建议控制用药剂量在400mg/d以下。

三、心血管系统药物

1. 洋地黄 具有加强心肌收缩和减慢心率等作用。少数患者服用后可出现视物模糊及视物变色,物体被视为黄色、绿色、红色或雪白色等,也可有畏光或闪光感,少见的尚有弱视和暗点。

2. 胺碘酮 为抗心律失常药。大多数服用者可引起角膜上皮基底细胞层小点状沉着,呈旋涡状,其严重程度与日用量有关,每天服用小于20mg者较轻。角膜病变在治疗中不断扩大,但很少影响视力,停药后可完全消退。

四、抗结核药

1. 乙胺丁醇 少数患者长期应用后可出现视神经炎(每日用量超过25mg/kg)、视交叉受损,后者引起双颞侧偏盲。停药后可恢复。

2. 利福平 眼部表现有有色泪液,呈橘红色、粉红色或红色泪液,渗出性结膜炎,睑缘结膜炎等。

五、抗惊厥药

托吡酯是一种氨基磺酸单糖,用于抗癫痫和抗抑郁治疗。使用该药的部分患者可急性发生高度近视和双眼急性闭角型青光眼。临床症状为突然的视力下降,双眼疼痛和头痛,通常在应用托吡酯后1个月内发生。治疗措施是立即终止该药的应用,同时应用抗青光眼药物降低眼压。通常在停药后24~48小时内可以控制继发性青光眼;1~2周内近视可以恢复。

六、避孕药

长期口服避孕药可诱发或加速眼血管阻塞疾病或视神经损害。但很难确定因果关系。

七、氯喹

氯喹长期或大剂量应用,总剂量超过100g或服用超过1年,可引起眼部损害。30%~70%的患者角膜上皮或上皮下有细小的灰白色小点,呈环形沉着,但仅引起轻度视物模糊,一旦停药即可逆转。因此,轻微的角膜累及不是停药的指征。氯喹也可引起少见的更严重的视网膜病变,引起中心视力下降,周边视野向心性缩小。眼底表现为黄斑色素沉着,外围以环形脱色素区,外围再以色素沉着,呈靶心状,晚期血管变细、视神经萎缩呈蜡黄色。氯喹对视网膜的损害为不可逆性,且有蓄积作用。因此,应用该药前、用药中和用药后必须进行视力、色觉和眼底的常规检查,必要时还应检查视野。

八、眼药水

1. 防腐剂致干眼 由于眼药水中大多含有防腐剂,长期使用会破坏泪膜的稳定性,或损害对泪膜稳定起重要作用的上皮细胞微绒毛,或黏蛋白质量下降造成泪膜不稳定,就会导致干眼。

2. 激素类眼药水 长期使用可能会引起激素性青光眼、激素性白内障等眼病,所以,这类药物应在医生的指导下使用,每半个月检查 1 次眼压,切不可自己到药店购买,盲目使用。

3. 抗生素类眼药水 只能在眼部有细菌感染时使用,没有感染时使用,只会对眼部造成损害。在正常的眼睑、结膜囊等眼表面部位有多种微生物定居、生长和繁殖,在医学上称为"正常菌群",它们对保持"生态平衡"和内环境的稳定有重要作用。如果长期滥用抗生素眼药水,一方面杀死了正常细菌,破坏了眼部的"生态平衡",可能导致一些疾病的发生;另一方面,使细菌对药物产生耐药性,等到眼部发生细菌感染,需要使用抗生素时,这些药物都无效了。

4. 睫状肌麻痹剂 假性近视患者使用后,可能会感觉有点儿作用,即便如此,也不能用散瞳剂长期治疗近视。长期使用睫状肌麻痹剂,会使瞳孔正常回缩出现障碍,影响其根据光线自动调节大小的能力,从而影响正常的视物功能。

5. 阿托品眼液 可以扩散瞳孔,急性虹膜睫状体炎时可以缓解炎症,防止虹膜和晶状体粘连。因为其散瞳作用很强,作用时间长,将瞳孔散大后,一般需要 3 周左右的时间才能完全恢复,在此期间,很难用药物使它缩小,所以,错用了 1 滴阿托品眼液就可能造成不可挽回的损失。有些防治近视的眼药水有类似阿托品样作用的药物成分,例如青少年常用的托吡卡胺眼药水,商品名称"双星明",通过散大瞳孔,解除调节痉挛,达到治疗假性近视的目的。虽然这种药物作用时间较短,一般 8 小时后作用消失,但也不可随便使用。

•• 本 章 小 结 ••

眼与全身性疾病的关系密切,许多全身性疾病或全身用药会引起眼部并发症,或出现眼部特殊的改变。许多眼病又可以反映全身性疾病的严重程度和状况,因此,通过对眼部的检查,有助于全身性疾病的早期诊断、治疗和调整用药,以及了解全身性疾病的严重程度和判断预后,对全身性疾病的诊断和治疗指导具有重要意义。眼局部用药时也要考虑到患者的全身状况,了解患者的全身性疾病史对于选择适宜的眼局部用药同样具有重要意义。

目标测试

一、问答题

1. 糖尿病对眼的屈光有何影响？

2. 长期眼部或全身应用糖皮质激素对眼有何影响？

二、选择题

1. 老年性动脉硬化多发生在

　　A. 30~40 岁　　　B. 40~50 岁　　　C. 50~60 岁　　　D. 60~70 岁　　　E. 70~80 岁

2. 动脉粥样硬化较少累及

　　A. 眼动脉　　　B. 主动脉　　　C. 冠状动脉　　　D. 脑动脉　　　E. 眶下动脉

3. 急进型高血压性视网膜病变（HRP）多见于

　　A. 10 岁以下儿童　　　　　B. 20 岁以下青少年　　　　　C. 30 岁以下青年

　　D. 40 岁以下青年　　　　　E. 50 岁以上老年

4. 原发性高血压患者约有多少可以引起眼底改变

　　A. 40%　　　B. 50%　　　C. 60%　　　D. 70%　　　E. 80%

5. 静脉隐蔽现象多出现在高血压性视网膜病变的几级

　　A. Ⅰ级　　　B. Ⅱ级　　　C. Ⅲ级　　　D. Ⅳ级　　　E. Ⅰ级和Ⅱ级

6. Salus 征和 Gunn 征多出现在高血压性视网膜病变的几级

　　A. Ⅰ级　　　B. Ⅱ级　　　C. Ⅲ级　　　D. Ⅳ级　　　E. Ⅰ级和Ⅱ级

7. 我国人群糖尿病发病率约

　　A. 0.5%　　　B. 1%　　　C. 2%　　　D. 3%　　　E. 4%

8. 单纯性糖尿病性视网膜病变（DRP）硬性渗出最常见于

　　A. 后极部　　　B. 周边部　　　C. 黄斑部　　　D. 视盘处　　　E. 全视网膜

9. 单纯性糖尿病性视网膜病变（DRP）硬性渗出位于

　　A. 外丛状层　　　　　B. 内核层　　　　　C. 外核层

　　D. 内丛状层和内核层之间　　　E. 外丛状层和内核层之间

10. 眼球运动神经麻痹的常见原因

　　A. 高血压　　　　　B. 糖尿病　　　　　C. 尿毒症

　　D. 感染性心内膜炎　　　E. 结核病

11. 10% 糖尿病患者可发生眼底改变，出现的时间大约在病后

　　A. 1~5 年　　　B. 5~9 年　　　C. 10~15 年　　　D. 15~20 年　　　E. 20~25 年

12. 临床上最早出现的、比较确切的糖尿病性视网膜病变的体征是

　　A. 微动脉瘤　　　　　B. 硬性渗出　　　　　C. 视网膜内出血

　　D. 视网膜水肿　　　　　E. 新生血管形成

13. 增殖性糖尿病性视网膜病变最主要的标志是

A. 视网膜的新生血管形成   B. 视网膜硬性渗出   C. 视网膜水肿

D. 视网膜前膜   E. 视网膜内出血

14. 对单纯性糖尿病性视网膜病变所导致的黄斑水肿,多采用什么治疗

A. 广泛视网膜光凝术   B. 手术治疗

C. 视网膜格子状光凝术   D. 药物改善微循环,促进吸收

E. 不予治疗

15. Roth 斑多见于

A. 糖尿病   B. 感染性心内膜炎   C. 尿毒症

D. 贫血   E. 肝豆状核变性

16. 绿色瘤多发生于

A. 幼儿   B. 青少年   C. 成年人

D. 老年人   E. 青年女性

(王增源)

第十四章
斜视、弱视

学习目标

掌握:隐斜、共同性斜视、麻痹性斜视。

熟悉:弱视。

了解:正常双眼视、斜视。

第一节 正常双眼视

双眼视觉是人类最高级的视觉功能,有了完善的双眼视觉,人类才能更准确地获得外界物体的形状、方位、距离等概念,才能正确判断并适应自身与客观环境间的位置关系。这种视觉认知方面的完善,对人类进行创造性的劳动起了重要作用。如汽车、航空驾驶,各种仪器的灵活使用和精细操作,以及球类运动中的接、打、扑、扣等,都离不开良好的双眼视觉。

一、眼外肌的解剖及功能

眼外肌是附着于眼球外部的肌肉,是司眼球运动的横纹肌,每眼各有6条,按其走行方向分直肌和斜肌,直肌四条即上、下、内、外直肌(图 14-1);斜肌两条是上斜肌和下斜肌(图 14-1)。四条直肌均起始于眶尖部视神经孔周围的总腱环,各肌的肌纤维自成一束,包围视神经分别向前展开,附着在眼球赤道前方,距角膜缘不同距离的巩膜上。内、下、外、上直肌分别附着于角膜缘后 5.5mm、6.5mm、6.9mm、7.7mm 处。

上斜肌也起始于总腱环,沿眶上壁与眶内壁交角处前行,在接近眶内上缘处变为肌腱,穿过滑车的纤维环,然后转向后外方经过上直肌的下面,到眼球赤道部后方,附着于眼球后外上部。下斜肌起源于眶壁的内下侧,然后经下直肌与眶下壁之间,向外伸展至眼球赤道部后方,附着于眼球的后外侧。六条眼外肌的主要作用、次要作用及神经支配详见表14-1。

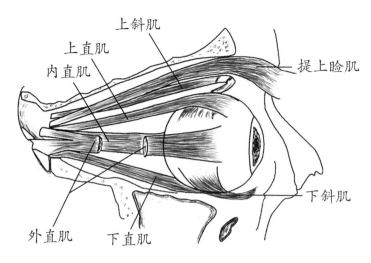

图 14-1　眼外肌示意图

表 14-1　六条眼外肌的主要作用、次要作用及神经支配

眼外肌	主要作用	次要作用	神经支配
外直肌	外转	无	展神经
内直肌	内转	无	动眼神经
上直肌	上转	内转、内旋	动眼神经
下直肌	下转	内转、外旋	动眼神经
上斜肌	内旋	下转、外转	滑车神经
下斜肌	外旋	上转、外转	动眼神经

二、双眼视觉

双眼视觉是指外界的物像分别落在双眼视网膜对应点上,引起神经兴奋沿视觉知觉系统传入大脑,枕叶皮质视觉中枢把来自双眼的视觉信号经分析,综合成一个完整的具有立体感知觉印象的过程。

双眼视觉是指双眼协调、准确、均衡地同时工作,使某一物体反射的光线成像在视网膜,形成两个有轻微差异的物像,通过视觉通路传送至大脑,在皮质高级中枢进行分析、整合、加工,形成一个有三维空间深度感完整印象的过程。这也是立体视觉(也称空间视觉、深度觉)形成的过程。

双眼视觉是人类在发展进化过程中逐渐形成的,是对认识和适应环境的一种最高级的完善,低等动物两眼位于两侧,视神经完全交叉到对侧,没有双眼单视。而人的眼睛在进化中逐渐由头的两侧移向正前方,使两眼的视野得以最大限度地重合,两眼的视神经半数交叉到对侧,直到视皮质。

一般要获得双眼视觉,需要具备以下条件:

1. 两眼视网膜对同一个景物的影像必须在大小、形状、明暗方面是一致的,或是接近一致的,否则视觉中枢就难以将来自两眼信号的影像融合。

2. 两眼都要有稳固的单眼中心注视能力。

3. 要有同时视。同时视是指在左右两眼同时看到各种不同的图形,并且将两个不同性质的图形重合为一个图形。

4. 要有正常的视网膜对应。

5. 要有一定范围的融合功能。

6. 与观察距离密切相关,在 10 倍的瞳距内(65cm)效果明显,与观察距离成反比,随距离增加而迅速下降,100 倍瞳距(6.5m)精确地为零。适用于近距离观察,如修理钟表、手术操作等,对中、远距离不适用,如走路、骑车、驾驶等。

第二节 斜　　视

一、斜视的概念

斜视是指一眼视轴偏离,两眼不能同时注视目标的临床现象。目前,斜视尚无完善的分类方法,通常分为以下几类:眼位表现有偏斜倾向,但通过正常的融合功能得到控制称为隐斜;如融合功能失去控制,使眼位处于间歇性或恒定性偏斜状态时,则称为显斜;根据偏斜方向分为水平斜视、垂直斜视、旋转斜视和混合型斜视;根据眼球运动及斜视角有无变化分为共同性斜视和非共同性斜视。

斜视可以是先天性的,也可以是出生后才形成的。它与眼部解剖,神经支配,调节与屈光(近视、远视、散光),视系统功能发育及家族遗传有关。后天的因素有很多,外伤或疾病影响眼外肌及其支配的神经都可造成斜视。

为了避免复视的干扰,大脑高级中枢可引起主动抑制,即在两眼同时注视时,大脑只接收一眼传来的物像而抑制另一眼的物像,这种情况称为视觉抑制。如果这种视觉抑制交替出现在两眼,则两眼视力并不减低,如果经常以一眼注视,则斜视眼的视力逐渐下降,有的可能降至 0.1 以下,而眼球本身并无器质性变化,这就是抑制性弱视。

二、斜视的常规检查法

1. 眼外观检查　注意患者眼位偏斜的方向和程度,睑裂是否等大,颜面是否对称,有无内眦赘皮、解剖异常造成的假性斜视,有无代偿性头位。

2. 屈光检查　详细检查患者的远、近视力及矫正视力,对于高度近视和散光者,以及青少年患者,须用 1% 阿托品散瞳,在调节麻痹后进行屈光检查。

3. 遮盖试验　检查者与患者相对而坐,距离为 1/2m,分别检查注视 33cm 和 5m 以外的目标时的眼位情况。

4. 眼球运动检查　观察眼球 6 个主要运动方向是否正常到位,以确定每条眼外肌的功能有无异常。

5. 有无代偿头位　帮助诊断是哪一条眼外肌麻痹。

6. 确定麻痹肌的检查　检查眼球的运动功能、双眼分别注视、单眼各方向注视的斜视角度,用红镜片试验或 Hess 屏方法等检查可以帮助确定。

7. 牵拉试验　术前将眼球牵拉至正位后估计术后复视及患者耐受情况。

8. 斜视角检查　斜视角分为第一斜视角和第二斜视角。健眼注视时,斜眼偏斜的角度称为第一斜视角;当斜眼注视时,健眼偏斜的角度称为第二斜视角。测量第一、第二斜视角斜角可以协助麻痹眼的诊断,临床上常用的定量测量斜视角的方法有:角膜映光法、同视机检查法、三棱镜配合遮盖法等。

9. 调节性集合 / 调节(AC/A)的比值测定　帮助判断斜视与调节和集合的关系。

10. 同视机检查　用同视机检查斜视患者的双眼视功能、视网膜对应情况以及测定斜视度,根据不同诊断眼位斜视度的变化规律,了解眼球运动功能。

11. 其他　还有斜视计测量斜视角法、Von Graefe 法、马氏杆加三棱镜检查法、视野计测量法等。

第三节　斜 视 各 论

案例

上幼儿园大班的小丽哭着回家告诉妈妈自己和别人不一样了,一个黑眼珠歪向鼻子了,小丽很委屈,妈妈仔细看了一下,孩子一眼黑眼珠真的明显向鼻侧偏斜,也很担心,妈妈赶紧带小丽来到医院眼视光中心就诊。

请问:1. 你考虑对该患儿进行哪些检查?

2. 该患儿可能的发病原因是什么?

一、隐斜

隐斜是两眼仅有偏斜的趋向,但能被大脑控制正位,并保持双眼单视呈潜在性眼位偏斜的疾病,又称隐性斜视。在生活中绝对正位眼很少,很多人有隐斜,多为轻度水平隐斜,垂直隐斜和旋转隐斜较少见。隐斜与显斜视之间只是程度上而不是性质上的区别。

【病因】

引起隐斜的病因目前还不完全清楚,可能与眼外肌的不平衡有关。其引起的隐斜可分为三个方面:

1. 静态性隐斜　眼的局部解剖不正常以致眼球运动被结构因素所阻止。

2. 动态性隐斜　由于屈光异常引起调节与集合不平衡。

3. 神经性隐斜　眼外肌的协调由于虚弱、过度兴奋或神经肌肉功能的失调而被打乱。

【临床表现】

隐斜患者如果融合功能失去控制作用,会发展成为显斜视,不能保持双眼单视。患者可出现视疲劳症状,如视物时头痛、眼痛、视物模糊、阅读不能持久,甚至复视、眩晕等。

1. 内隐斜 低 AC/A 内隐斜视近时内隐斜减弱,高 AC/A 内隐斜由于集合过剩,视近会受到影响;分开不足引起的内隐斜,视远受到影响。

2. 外隐斜 低 AC/A 外隐斜由于集合过弱,则影响视近,高 AC/A 外隐斜由于分开过强,则影响视远,视近时外隐斜减弱。

【治疗】

1. 矫正屈光 有屈光不正者,应首先矫正屈光不正。

2. 内隐斜的矫治 AC/A 比值过高引起的内隐斜,可配双焦点眼镜,或用缩瞳剂治疗。

3. 融合训练 用同视机训练融合功能,以扩大融合范围,对青少年因集合不足所致的外隐斜,可行集合训练。

4. 加强锻炼,防止视疲劳 增强体质,注意用眼卫生,不要过度用眼。

5. 矫正处理 必要时可戴适度的三棱镜矫正,甚至手术治疗。

二、共同性斜视

当一眼注视时,另一眼眼位偏斜,偏向内侧者为内斜视,偏向外侧为外斜视。眼位虽有偏斜,但眼球各方向运动正常,并且各方向斜视度基本相等。虽无双眼单视,但一般无复视和代偿头位,屈光检查多有屈光不正和弱视。

【病因】

1. 解剖因素 眼外肌先天发育异常、眼外肌附着位置异常、肌肉鞘膜异常、眼球筋膜与眼眶发育异常等因素,均可能引起眼外肌力量不均衡,继而导致眼位的异常。由于这种异常是很轻微的,肌肉间日久产生调整和代偿性变化,逐渐表现为共同性斜视。

2. 调节因素 屈光不正患者,调节与集合间失去了正常的相互平衡协调关系,而且屈光不正越严重,两者越不平衡。远视可能导致内斜视(文末彩图 14-2),近视可能导致外斜视。

3. 融合功能异常 婴幼儿时期,融合功能非常脆弱,任何不利的视觉环境,如屈光不正、屈光参差、较长时间的遮盖单眼、外伤、发热、惊吓及遗传性融合功能缺陷等,都有可能导致融合功能的紊乱或丧失而引起斜视。先天性斜视常被认为是融合功能缺陷所致。

4. 神经支配因素 人类在深睡或昏迷时,眼位接近解剖眼位,是外斜状态;而在清醒时,只要注视物体,眼位就要受到神经系统的控制,如看近时需要集合与调节,看远时需要分开等。只有神经功能正常才能使双眼在任何注视方向保持双眼视轴平行一致,形成双眼单视。

5. 感觉障碍 由于先天和后天的某些原因,如角膜混浊、先天性白内障、玻璃体混浊、黄斑发育异常、屈光参差等,可造成视网膜成像不清,视力低下,双眼无法建立融合反射以保持眼位平行,从而导致斜视。

6. 遗传因素　共同性斜视有一定的家族性。

7. 诱发因素　双眼视觉是在先天性非条件反射的基础上,通过眼的组织结构的正常发育,在日常不断的使用中逐步建立起的一系列条件反射活动。这些反射要经过5年左右的时间才能巩固。如果在视觉发育过程中,幼儿受到惊吓、高热、脑外伤、营养不良等因素的干扰,就可能影响这些高级条件反射的建立而导致斜视。

【临床表现】

1. 眼位偏斜　共同性斜视的眼位偏斜可以是单眼性的,即眼位偏斜经常固定在一眼上。其也可以是双眼交替性的,即有时右眼偏斜,左眼注视;有时左眼偏斜,右眼注视。但双眼不能同时注视同一目标。第一斜视角等于第二斜视角。

2. 复视与混淆　只有双眼视觉已比较牢固建立的年龄较大儿童,突然发生急性共同性斜视时,才会主诉复视。共同性斜视的复视距离不随注视方向的改变,也不随注视眼的改变而改变。

3. 斜眼抑制　为避免复视与混淆的干扰,视中枢主动抑制产生斜视眼物像的反应。抑制的方式有三种,即固定性抑制、机动性抑制和非中心注视。

4. 单眼视　眼位偏斜后,斜视眼的视觉功能被抑制,患者总是以一眼视物,双眼没有相互配合和协调的机会,如发病较早会影响双眼视觉的发育。

5. 交叉注视　有明显内斜的幼儿向正前方注视时,两眼可交替注视;而向侧方注视时,右眼注视左侧视野的目标,左眼注视右侧视野的目标,这种现象称之为交叉注视。

6. 双眼视野改变　内斜视时斜视眼视野向鼻侧移位,使双眼相互重叠的视野范围扩大,颞侧视野范围缩小,总的视野范围缩小。

【治疗】

1. 保守治疗　内斜度较小且复视干扰不大者,观察或先采取保守治疗,用最低度的底向外三棱镜,戴于双眼以中和复视。融合功能暂时遭到破坏,内隐斜变成内斜视者,经过一段时间后内斜视和复视可以消失,此情况也可以观察,并保守治疗半年至1年。如内斜度数较大,待症状稳定半年后,可采取手术治疗。

2. 手术治疗　手术定量和方法与普通斜视相同,可行双眼内直肌后退或单眼内直肌后退加外直肌缩短术。

三、麻痹性斜视

因炎症、肿瘤、外伤、脑血管疾病、糖尿病等因素引起眼外肌、支配眼外肌的神经核或神经病变,导致眼外肌麻痹而发生的眼位偏斜。其典型特点是伴有眼球运动障碍。

【病因】

麻痹性斜视可谓全身性疾病的一部分,可分为先天性与后天性两种。前者为先天性发育异常,后者常见原因有:颅底部、眼眶部发生外伤及脑震荡;周围性神经、脑及脑膜炎症;脑出血、脑血栓等脑血管疾病;眼眶或颅内肿瘤;内源性、外源性毒素;重症肌无力;突眼性甲状腺肿、糖尿病等全身性疾病。

【临床表现】

麻痹性斜视的主要表现有:①眼位偏向麻痹肌作用的反方向;②眼球向麻痹肌作用方向运动时,不同程度受限;③第二斜视角大于第一斜视角,即麻痹眼注视时的偏斜度大于正常眼注视时偏斜度;④复视与代偿头位,视物时复视,患者常用特殊的头位避免或减轻复视;⑤部分患者出现头疼、恶心、呕吐等症状。

【治疗】

1. 对原因不明者,可试用抗生素及皮质激素治疗。

2. 口服或肌内注射维生素 B_1、维生素 B_{12} 及三磷酸腺苷等,以助神经功能恢复。局部可行理疗,如超声波、音频电疗,以防麻痹肌萎缩,也可试行针刺疗法。

3. 治疗中一般应持续遮盖单眼,防止复视的困扰。遮盖必须双眼轮换进行,防止双眼视功能恶化。

4. 病因已消除或确认病变已不再恢复或进行者,可行三棱镜矫治或手术矫正。

【预防】

预防儿童斜视重在消除引起斜视的条件,尽量使孩子不要注视近距离及同一方向的物品。如果发现孩子在 4 个月时已有内斜视,父母可在较远的位置与孩子说话,或在稍远的正视范围内挂一些色彩鲜艳的玩具,并让孩子多看一些会动的东西。

第四节 弱 视

弱视是视觉发育期内由于异常视觉经验(单眼斜视、屈光参差、高度屈光不正、形觉剥夺等)导致单眼或双眼最佳矫正视力低于同龄正常儿童,眼部检查无器质性病变。儿童年龄越小,弱视的发病率越高,治愈率越高。随着年龄增大,弱视发病率越低,其治愈率越低。儿童年龄与视力存在着密切相关性。

【病因】

1. 屈光不正 为双眼性弱视。多见于散光、远视及高度近视,由于度数较高,在发育期间未能矫正,使所成的像不能清晰聚焦于黄斑中心凹,造成视觉发育的抑制。

2. 斜视 为单眼性弱视。患有斜视或曾经有过斜视,两眼视线不能同时注视目标,同一物体的物像不能聚焦于双眼视网膜的对应点,因而产生视觉混淆和复视,为了消除或克服斜视所造成复视和视觉紊乱。大脑皮质就抑制由斜视传入的视觉冲动。该眼的黄斑部功能长期处于抑制状态,而形成弱视。

3. 屈光参差 一眼或双眼屈光不正,而且两眼相差较大,特别是在未矫正时,双眼的视觉刺激不均衡,于是视觉中枢主动抑制了模糊的像,只对清晰的像产生反应,久而久之,度数深的那只眼就形成了弱视眼,这就是屈光参差性弱视。

4. 形觉剥夺 婴幼儿早期,某些原因影响了进入眼的光刺激,干扰了视觉的正常发育,逐渐形成弱视。如先天性白内障、角膜白斑、上睑下垂以及眼部手术或眼外伤后长期遮盖一眼,造成形觉剥夺性弱视。

5. 其他 如眼球震颤,先天性全色盲也是引起弱视的常见原因。

案例

王某,女性,4岁,被其母亲带来眼镜店检查视力。主诉:近来无意间发现其双眼看远不清,不能说明远处物体,但看近处物体未见异常,无外伤史。检查:远视力左右眼均为0.3,近视力右、左眼为0.8,双眼上睑轻度下垂,偶尔有仰头视物,结膜无充血水肿、角膜透明、前房清、晶状体透明、玻璃体透明、眼底未见异常。

请问:1. 如何给该顾客作出诊断?

2. 验光配镜能否解决该顾客的视力问题?

3. 请给该顾客作出治疗措施及进行指导。

【临床表现】

最佳矫正视力:3岁以下低于0.5,4~5岁低于0.6,6~7岁低于0.7,眼部无明显器质性病变。

1. 视力 最佳矫正视力低于正常,由于弱视的患者大多是儿童,所以选择最佳评估视力的手段非常重要。

2. 光觉 大多数人通过黑暗玻璃看视力表时,视力都相应减退几行,但有些弱视则不然,在弱视眼前放置黑暗的玻璃片时,仍能照样看清,有时视力可略有提高。在昏暗、微弱的光线下,弱视眼的视力改变不大。

3. 对比敏感度功能 这是检查形觉功能的方法之一。通过测量辨别不同空间频率的正弦条栅所需要的黑白反差来评定视功能的好坏。

4. 拥挤观察 对单个字体的识别能力比对同样大小但排列成行的字体的识别能力要高得多。

5. 注视性质 弱视眼有两种不同性质的注视,即中心注视和旁中心注视。用黄斑中心凹注视称为中心注视,用黄斑中心凹以外的某点注视为旁中心注视。

6. 视电生理改变 ①视网膜反应;②脑中枢反应。

7. 眼位偏斜和眼球震颤等。

【治疗原则】

弱视的治疗效果除与弱视的程度、类型及注视性质有关外,还与发病年龄及开始治疗年龄有关,即"早发现、早干预、早治疗"。治疗方法遵循两大原则:第一是解除形觉剥夺,如配镜矫正中高度远视或高度近视,治疗屈光介质障碍,防止眼外伤;第二是解除主导眼对弱视眼的抑制,如采用遮盖疗法、后像疗法、红色滤光片法、视觉生理刺激疗法、海丁格光刷疗法和同视机治疗法等。

【本病与眼视光】

我国流行病学研究结果表明:弱视诊断时要参考不同年龄儿童正常视力下限:3岁儿童正常视力参考值下限为0.5,4~5岁为0.6,6~7岁为0.7,7岁以上为0.8。两眼最佳矫正视力相差2行及更多者,较差的一眼为弱视。如果患儿视力不低于同龄儿童正常视力下限,双眼视力相差不足2行,又未发现引起弱视的其他因素,则不宜草率诊断为弱视,仅可列为观察对象。

••• 本 章 小 结 •••

斜视可以是先天性的,也可以是出生后才形成的。它与眼部解剖、神经支配、调节与屈光、视系统功能发育及家族遗传有关。斜视导致患者面容上不雅观和立体视觉丧失。若斜视发生在婴儿或儿童时期,由于脑部对斜视眼所接收的影像信息的抑制,大部分都会导致弱视眼的出现。经保守治疗1~2年无效或仍有斜视的儿童,或斜视治疗过晚者,应在戴眼镜的基础上进行手术矫正。

弱视治疗的关键及疗效取决于年龄、弱视程度和对治疗的依从性等。年龄越小,疗效越好。一般6岁以前疗效佳、易巩固。

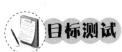 **目标测试**

一、问答题

1. 什么是斜视?

2. 双眼视觉需要具备哪些条件?

3. 形成弱视的主要危险因素有哪些?

二、选择题

1. 以下哪些工作离不开完善的双眼视觉

    A. 准确地获得外界物体的形状、方位、距离等概念

    B. 正确判断并适应自身与客观环境间的位置关系

    C. 汽车、航空驾驶等各种仪器的灵活使用和精细操作

    D. 球类运动中的接、打、扑、扣等

    E. 以上都是

2. 以下眼外肌的主要作用错误的是

    A. 外直肌外转、内直肌内转   B. 上直肌上转、下直肌下转

    C. 上斜肌内旋   D. 上斜肌内转外旋

    E. 下斜肌外旋

3. 以下哪项不是获得双眼视觉要具备的条件

    A. 两眼都要有稳固的单眼中心注视能力

B. 要有同时视

C. 要有中、远距离

D. 要有一定范围的融合功能

E. 要有正常的视网膜对应

4. 斜视常规检查法不包括

A. 色觉检查

B. 眼外观检查、眼球运动检查

C. 屈光检查、斜视角检查

D. 遮盖试验、牵拉试验

E. 同视机检查

5. 以下有关隐斜临床表现错误的是

A. 会发展成为显斜视

B. 可出现视力疲劳症状

C. 低 AC/A 内隐斜视近时内隐斜减弱

D. 低 AC/A 外隐斜由于集合过弱,则影响视近

E. 高 AC/A 内隐斜由于集合过强,视远会受到影响

6. 下列哪项不是共同性斜视的临床表现

A. 第一斜视角等于第二斜视角

B. 总的视野范围扩大

C. 复视与混淆

D. 交叉注视

E. 斜眼抑制

7. 下列哪项不是麻痹性斜视的病因

A. 先天性发育异常

B. 颅底部、眼眶部发生外伤

C. 慢性结膜炎

D. 脑及脑膜炎症

E. 眼眶或颅内肿瘤

8. 下列哪项不是麻痹性斜视的临床表现

A. 第一斜视角大于第二斜视角

B. 部分患者出现头疼、恶心、呕吐等症状

C. 复视与代偿头位

D. 眼位偏向麻痹肌作用的反方向

E. 患者常用特殊的头位避免或减轻复视

9. 弱视眼的视功能损害不包括

A. 视力发育低下

B. 同时视障碍

C. 融合功能异常

D. 立体盲

E. 复视

10. 对于屈光不正性弱视的患儿,治疗手段主要为

A. 遮盖治疗

B. 手术

C. 医学配镜

D. 弱视训练

E. 药物治疗

11. 弱视眼的视力在暗环境下会出现

A. 视力明显下降

B. 表现为夜盲症

C. 视力不变或者稍有提高 　　　D. 视力明显提高

E. 以上说法均错误

12. 以下哪一项因素所导致的弱视不属于形觉剥夺性弱视

A. 白内障 　　　　　　　B. 角膜白斑 　　　　　C. 突发性上睑下垂

D. 不恰当的眼罩遮盖眼 　　E. 严重角膜散光

（廖志敏　王增源）

参考文献

［1］葛坚.眼科学.北京:人民卫生出版社,2010.

［2］赵堪兴,杨培增.眼科学.8版.北京:人民卫生出版社,2013.

［3］贾松,崔云.眼科学基础.北京:人民卫生出版社,2012.

［4］管怀进.眼科学.2版.北京:科学出版社,2013.

［5］徐国兴.眼科学基础.北京:高等教育出版社,2005.

［6］赵家良.眼科学.北京:人民卫生出版社,2009.

［7］王宁利,胡爱莲.防盲手册.北京:人民卫生出版社,2014.

［8］沙翔垠,徐军.眼科学.北京:人民军医出版社,2013.

［9］闵寒毅.常见眼病诊断图谱.北京:人民卫生出版社,2011.

［10］惠延年.眼科学.6版.北京:人民卫生出版社,2004.

［11］褚仁远.眼病学.2版.北京:人民卫生出版社,2011.

眼科常用药物

药品名称	作用及适应证	用法用量
洗眼液		
0.9% 氯化钠溶液	稀释酸碱化学药物、冲洗结膜囊、清洁眼表等	洗眼
2%~3% 硼酸溶液	中和碱性化学药物、有收敛血管作用	洗眼
3% 碳酸氢钠溶液	中和酸性化学药物	洗眼
表面麻醉药		
0.5%~1% 丁卡因眼液	眼表面麻醉。用于眼科检查及小手术	滴眼,1~2 滴 / 次,5 分钟 1 次,共 3 次
0.4% 盐酸奥布卡因眼液	眼表面麻醉。用于眼科检查及小手术	滴眼,1~2 滴 / 次,5 分钟 1 次,共 3 次 可根据年龄、体质适当增减
0.5% 丙氧苯卡因眼液	眼表面麻醉。用于眼科检查及小手术	滴眼,1~2 滴 / 次,5 分钟 1 次,共 3 次
散瞳药		
0.5%~1% 阿托品眼液（眼膏）	散瞳、麻痹睫状肌。用于角膜炎、虹膜睫状体炎。儿童散瞳验光。原发性青光眼禁用,40 岁以上者慎用	滴眼,1 滴 / 次,2 次 /d。滴眼后压迫泪囊 2~3 分钟,或遵医嘱
0.5%~1% 托吡卡胺眼液	散瞳,作用持续时间短,作用快。用于成人散瞳验光和假性近视治疗	滴眼,1~2 滴 / 次,间隔 5 分钟滴第二滴,滴眼后压迫泪囊 2~3 分钟

续表

药品名称	作用及适应证	用法用量
2% 后马托品眼液	散瞳,作用慢。用于散瞳验光及眼底检查	滴眼,1~2 滴 / 次,间隔 5 分钟滴第二滴,滴眼后压迫泪囊 2~3 分钟
氨基糖苷类		
妥布霉素滴眼液(眼膏)	抗菌消炎。用于敏感细菌所致的外眼及附属器的局部感染	滴眼:轻、中度感染,1~2 滴 / 次,1 次 /4h;重度感染,2 滴 / 次,1 次 /h。涂眼:轻度及中度感染,2~3 次 /d,病情缓解后减量
庆大霉素眼液(眼膏)	抗菌消炎。用于葡萄球菌属及敏感革兰氏阴性杆菌所致的结膜炎、角膜炎、泪囊炎	滴眼,1~2 滴 / 次,3~5 次 /d;眼膏涂眼,睡前 1 次
喹诺酮类		
0.3% 氧氟沙星眼液	抗菌消炎。用于细菌性外眼感染、沙眼及新生儿急性滤泡性结膜炎	滴眼,1~2 滴 / 次,3~5 次 /d。或遵医嘱
0.3% 左氧氟沙星眼液	抗菌消炎。用于敏感细菌引起的细菌性结膜炎、细菌性角膜炎	滴眼,1~2 滴 / 次,3~5 次 /d。推荐疗程:细菌性结膜炎 7 天,细菌性角膜炎 10~14 天
0.3% 环丙沙星眼液	抗菌消炎。用于敏感菌引起的外眼部感染(如结膜炎等)	滴眼,1~2 滴 / 次,3~6 次 /d,疗程为 6~14 日
氯霉素类		
0.25%~0.5% 氯霉素眼液	抗菌消炎。用于结膜炎、沙眼、角膜炎和眼睑缘炎	滴眼,1~2 滴 / 次,3~5 次 /d
四环素类		
0.5% 四环素眼膏	抗菌消炎。用于敏感病原菌所致结膜炎、眼睑炎、角膜炎、沙眼等	涂眼,1~2 次 /d,最后一次宜在睡前使用
金霉素眼膏	抗菌消炎。用于细菌性结膜炎、睑腺炎及细菌性眼睑炎。也用于治疗沙眼	涂眼,1~2 次 /d,最后一次宜在睡前使用

续表

药品名称	作用及适应证	用法用量
大环内酯类		
0.5% 红霉素眼膏	抗菌消炎。用于沙眼、结膜炎、角膜炎,预防新生儿淋球菌及沙眼衣原体眼部感染	涂眼,2~5 次 /d,最后一次宜在睡前使用
多黏菌素类		
0.1%~0.25% 多黏菌素 B 眼液	抗菌消炎。用于绿脓杆菌引起的眼部感染	滴眼,最初 5~10 分钟 1 次,4~5 次 /d,以后逐渐减少次数
磺胺类		
4% 磺胺嘧啶眼液	抗菌消炎。用于外眼感染性疾病,如细菌性睑缘炎、结膜炎、角膜炎和泪囊炎等,对沙眼亦有效	滴眼。1~2 滴 / 次,3~5 次 /d
利福平		
0.1% 利福平眼液(眼膏)	抗菌消炎。用于沙眼、结膜炎、角膜炎等	滴眼,1~2 滴 / 次,4~6 次 /d。使用前,请将滴丸放入缓冲液中,振摇,使完全溶解;涂眼,睡前 1 次
抗病毒药		
0.5% 利巴韦林(病毒唑)眼液	抑制病毒。用于单纯疱疹病毒性角膜炎及各种病毒性眼病	滴眼,1~2 滴 / 次,每小时 1 次,好转后 2 小时 1 次
0.1% 阿昔洛韦(无环鸟苷)眼液或眼膏	抑制病毒。用于单纯疱疹病毒性角膜炎	涂眼,4~6 次 /d
更昔洛韦眼用凝胶	抑制病毒。用于单纯疱疹病毒性角膜炎	涂眼,每次 1 滴,4 次 /d,疗程 3 周
抗真菌药		
2% 咪康唑眼液(眼膏)	抗真菌感染。用于真菌感染引起的角膜炎	滴眼,4~6 次 /d;涂眼,睡前 1 次

续表

药品名称	作用及适应证	用法用量
糖皮质激素类		
0.1% 地塞米松眼液（眼膏）	抗炎、抗过敏。用于虹膜睫状体炎、虹膜炎、角膜炎、过敏性结膜炎、眼睑炎、泪囊炎等	涂眼，3~4 次 /d，用前摇匀
非甾体抗炎药		
0.1% 双氯芬酸钠眼液	消炎、解热、镇痛。用于非感染性葡萄膜炎、角膜炎、巩膜炎，过敏性眼病，术后抗炎	滴眼，4~6 次 /d，1 滴 / 次；眼科手术前 3、2、1 和 0.5 小时各滴眼 1 次，1 滴 / 次。白内障术后 24 小时开始用药，4 次 /d，持续用药 2 周；角膜屈光术后 15 分钟即可用药，4 次 /d，持续用药 3 天
0.1% 普拉洛芬眼液	消炎、解热、镇痛。用于外眼及眼前节炎症的对症治疗	滴眼 1~2 滴 / 次，4 次 /d。根据症状可以适当增减次数
氟比洛芬眼液	消炎、解热、镇痛。用于术后抗炎，巨乳头性结膜炎。抑制内眼手术中的瞳孔缩小	抑制内眼手术时的瞳孔缩小：术前 2 小时开始滴眼，1 滴 / 半小时，共 4 次。消炎和术后消炎：3~4 次 /d，1 滴 / 次，用药 2~3 周。激光小梁成形术后：3~4 次 /d，1 滴 / 次；用药 1~2 周
抗变态反应药		
2% 色甘酸钠眼液	抗过敏。用于过敏性结膜炎、春季卡他性结膜炎	滴眼，1~2 滴 / 次，4 次 /d，重症患者可增加至 6 次。在好发季节提前 2~3 周使用
0.05% 左卡巴斯汀眼液	抗过敏。用于治疗过敏性结膜炎	滴眼，3~4 次 /d，1 滴 / 次
抗青光眼药		
2% 毛果芸香碱眼液或眼膏	缩瞳、降眼压。用于急性闭角型青光眼，慢性闭角型青光眼，开角型青光眼，继发性青光眼等	滴眼 2~3 次 /d，涂眼，睡前 1 次

续表

药品名称	作用及适应证	用法用量
0.5% 噻吗洛尔眼液	减少房水分泌、降眼压。用于各型青光眼、高眼压症	滴眼,1滴/次,1~2次/d
0.5% 左布诺洛尔眼液	减少房水分泌、降眼压。用于各型青光眼、高眼压症	滴眼,1滴/次,1~2次/d,滴眼后指压泪囊区 3~5 分钟
0.004% 曲伏前列腺素眼液	促进房水排出、降眼压。用于开角型青光眼、高眼压症	滴眼,1次/晚
防白内障药		
0.1% 苄达赖氨酸	预防和治疗白内障。用于早期老年性白内障	滴眼,3次/d,1~2滴/次或遵医嘱
2% 谷胱甘肽眼液	延缓白内障的发展。用于早期老年性白内障	滴眼,1~2滴/次,4~8次/d
吡诺克辛钠眼液	延缓白内障的发展。用于各类型白内障	滴眼,3~4次/d,1~2滴/次
血管收缩剂		
0.025% 羧甲唑啉眼液	收缩血管、减轻结膜充血。用于缓解过敏性、非感染性结膜炎的眼部症状	滴眼,1~2滴/次,每8小时1次
维安啉眼液	收缩血管、减轻结膜充血。用于视疲劳、结膜充血	滴眼,1~2滴/次,4~6次/d
收敛剂		
硝酸银	预防新生儿脓漏眼。临床上常用1%的眼药水作为新生儿预防眼炎	可用本品 0.5%~1% 溶液滴于新生儿结膜囊内
染色剂		
2% 荧光素钠眼液(试纸)	角膜染色。用于结膜、角膜上皮缺损的诊断,以及眼底血管荧光造影、虹膜血管造影及结膜微循环研究	滴眼只用1次
人工泪液		
1% 复方硫酸软骨素	湿润和润滑眼部。用于视疲劳,干眼	滴眼。4~6次/d,或有需要时滴眼 2~3滴/次

续表

药品名称	作用及适应证	用法用量
羟糖苷眼液	湿润和润滑眼部。用于减轻各种原因所引起的眼部干涩、刺痛等不适症状,保护眼球免受刺激	根据需要滴眼,1~2 滴 / 次,4~6 次 /d
0.1% 透明质酸钠眼液	湿润和润滑眼部。用于干眼、角膜上皮损伤	滴眼,11 滴 / 次,5~6 次 /d,可根据症状适当增减
其他		
0.1% 环孢霉素 A 眼液	用于角膜移植术后排斥反应及葡萄膜炎等免疫性疾病	滴眼,3~4 次 /d

(注:因本教材篇幅所限,上述药物的成分、规格型号、不良反应、禁忌、药理毒理等内容不能详述,请在使用时详细阅读药品说明书并在医师指导下使用。)

(王增源)

目标测试选择题参考答案

第一章 眼科常见症状及体征 ●●●●

1. A   2. D   3. B   4. D   5. C   6. B   7. A   8. E   9. A   10. E

第二章 眼睑病 ●●●

1. E   2. C   3. D   4. B   5. E   6. A   7. B   8. E

第三章 泪器病 ●●●

1. E   2. D   3. E   4. E   5. A   6. C

第四章 眼表疾病 ●●●

1. A   2. B   3. B   4. E   5. C

第五章 结膜病 ●●●

1. D   2. B   3. B   4. A   5. D

第六章 角膜病 ●●●

1. C   2. C   3. B   4. E   5. D

第七章 青光眼 ●●●

1. B   2. C   3. B   4. A   5. E   6. A

第八章 晶状体及玻璃体病 ●●●

1. E   2. B   3. C   4. D   5. C

第九章 葡萄膜疾病 ●●●

1. A   2. B   3. A   4. D   5. A

第十章 视网膜病 ●●●

1. C   2. C   3. E   4. A   5. B

第十一章 视神经疾病 ●●●

1. D   2. C   3. E   4. D   5. D

第十二章 眼外伤 ●●●

1. B   2. C   3. C   4. D   5. C   6. E

第十三章 全身性疾病的眼部表现 ●●●

1. C   2. A   3. D   4. D   5. A   6. B   7. B   8. A   9. D   10. B

11. B   12. A   13. A   14. C   15. B   16. A

第十四章 斜视、弱视 ●●●

1. E   2. D   3. C   4. A   5. E   6. B   7. C   8. A   9. E   10. C

11. C   12. E

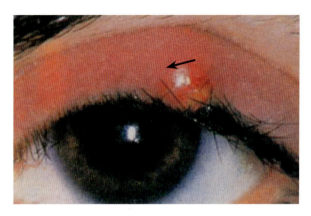

彩图 2-1　外睑腺炎局部皮肤出现硬结

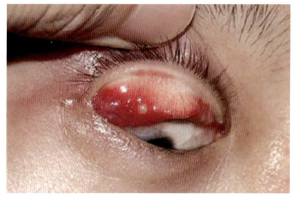

彩图 2-2　内睑腺炎

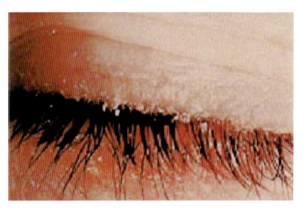

彩图 2-4　鳞屑性睑缘炎

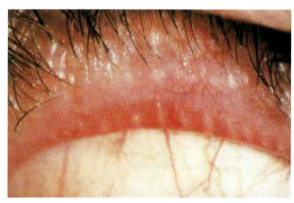

彩图 2-6　睑板腺开口堵塞,睑缘间部毛细血管扩张

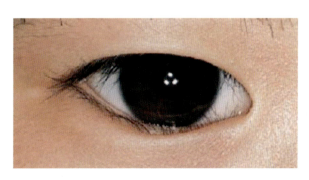

彩图 2-8　先天性睑内翻

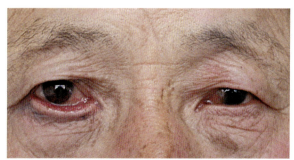

彩图 2-9　老年性睑外翻

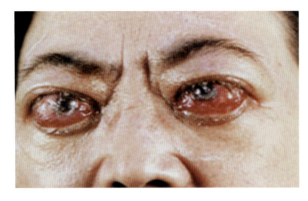

彩图 2-10 甲状腺相关性眼病导致眼睑闭合不全

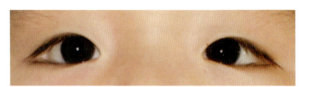

彩图 2-11 内眦赘皮

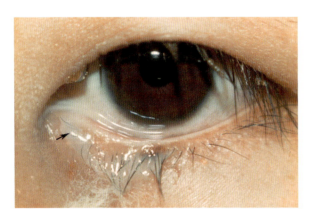

彩图 3-1 慢性泪囊炎

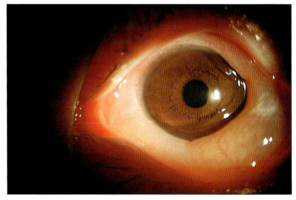

彩图 5-1 球结膜水肿

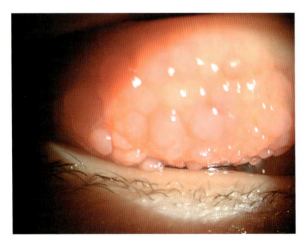

彩图 5-2 结膜乳头增生

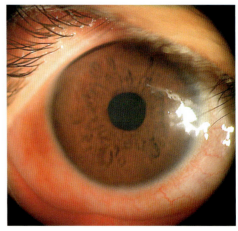

彩图 5-3 流行性角结膜炎

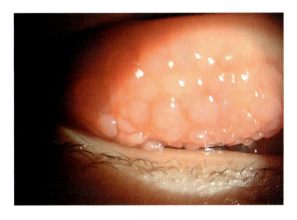
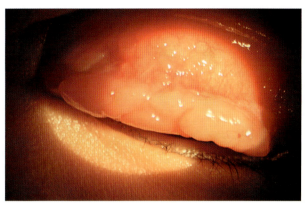

彩图 5-4　春季角结膜炎　　　　彩图 5-5　巨乳头性结膜炎

彩图 5-6　翼状胬肉

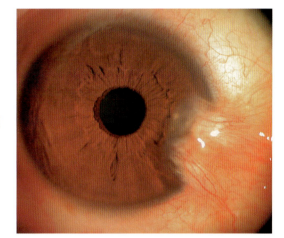

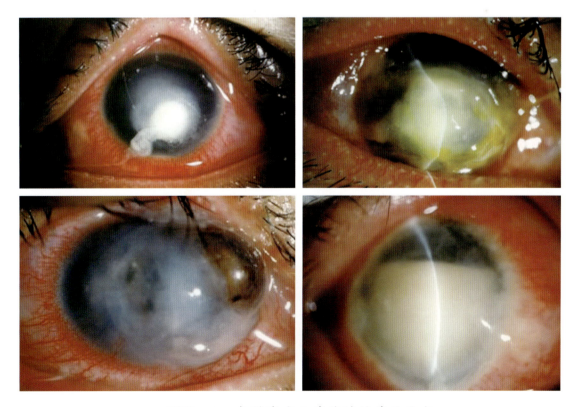

彩图 6-1　角膜溃疡及其伴随的其他改变

3

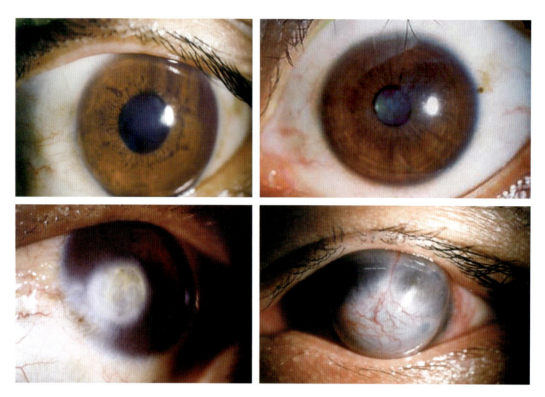

彩图 6-2　角膜炎引起的后果

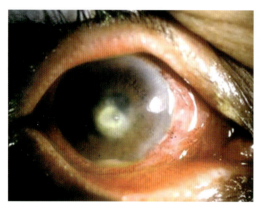

彩图 6-3　革兰氏阳性球菌所致角膜
溃疡

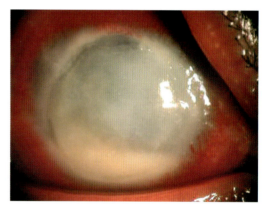

彩图 6-4　铜绿假单胞菌性角膜溃疡

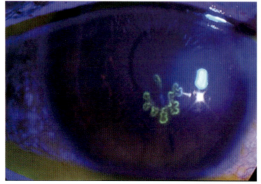
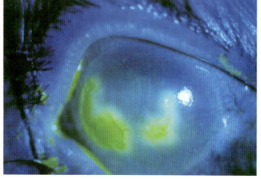

彩图 6-5　单纯疱疹病毒性角膜炎

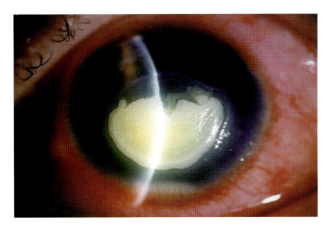

彩图6-6 真菌性角膜炎

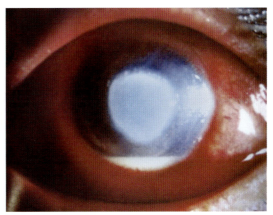

彩图6-7 棘阿米巴角膜炎

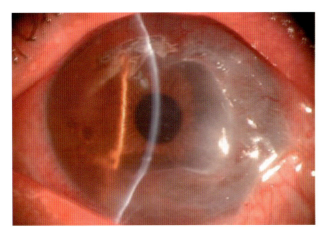

彩图6-8 蚕食性角膜溃疡

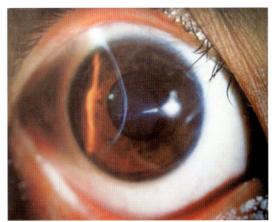

彩图6-9 圆锥角膜(正面观)

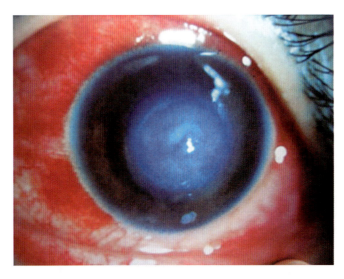

彩图6-10 圆锥角膜(角膜水肿)

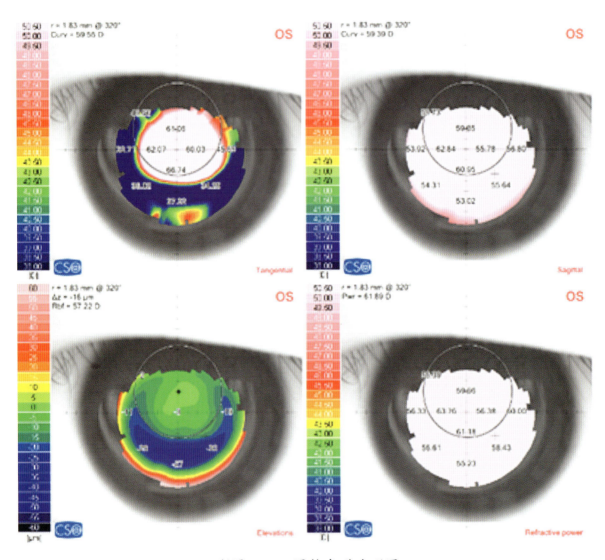

彩图 6-11　圆锥角膜地形图

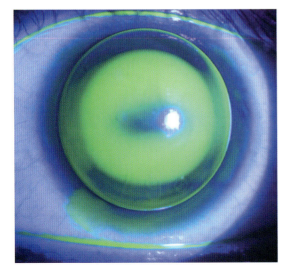

彩图 6-12　RGP 配适图

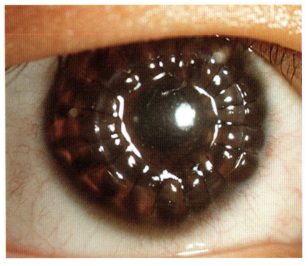

彩图 6-13　角膜移植术后 1 周图

6

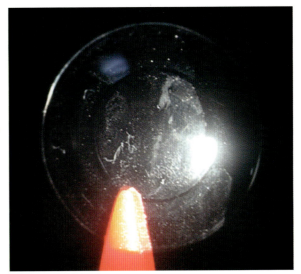

彩图 6-14　角膜塑形镜片沉积物

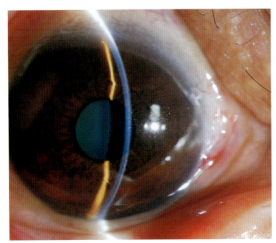
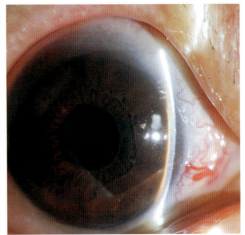

彩图 7-1　较浅的前房

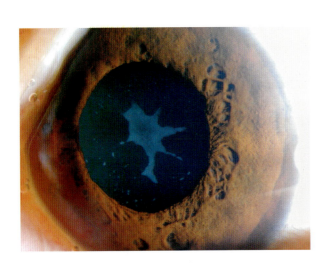

彩图 7-2　青光眼斑

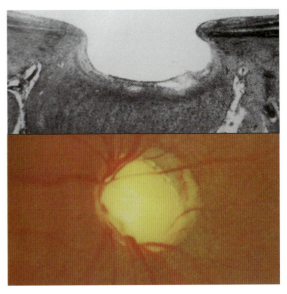

彩图 7-3　视盘的视杯凹陷

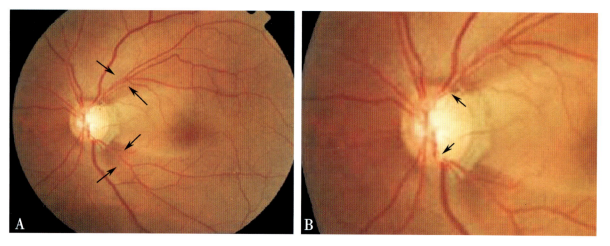

彩图 7-4　青光眼视网膜神经纤维层缺损(A)、盘沿变窄以及视盘杯凹的切迹(B)

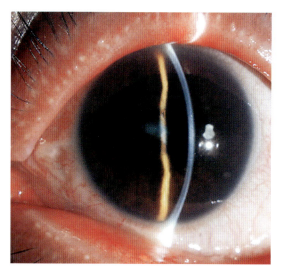

彩图 7-5　虹膜睫状体炎引起的瞳孔闭锁

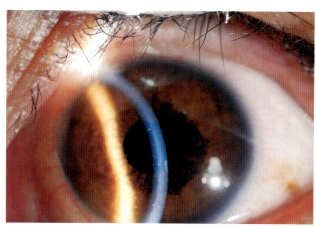

彩图 7-6　青光眼导致羊脂状角膜后沉着物(KP)

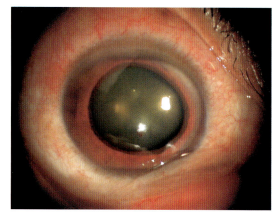

彩图 7-7　虹膜新生血管、瞳孔领色素外翻

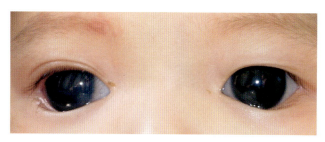

彩图 7-8　双眼婴幼儿性青光眼

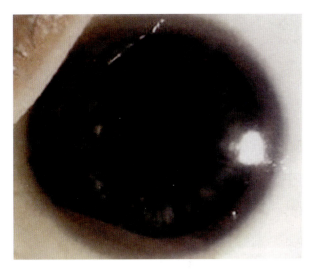

彩图8-2　老年性白内障(初发期)

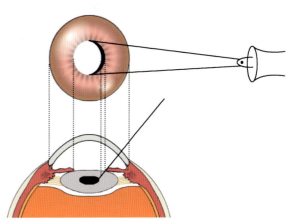

彩图8-3　膨胀期白内障虹膜投影示意图

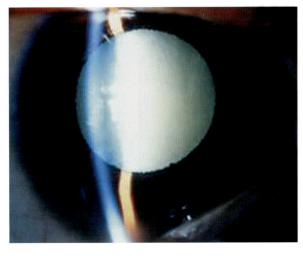

彩图8-4　老年性白内障(成熟期)

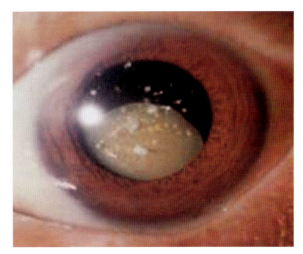

彩图8-5　过熟期白内障

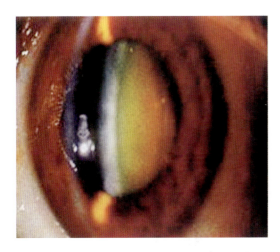

彩图8-6　核性白内障

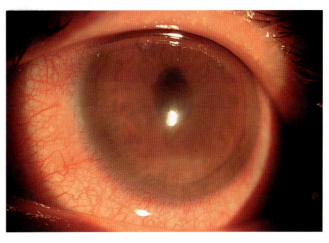

彩图9-1　混合性充血

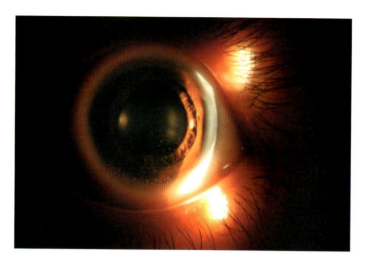

彩图 9-2　角膜后沉着物

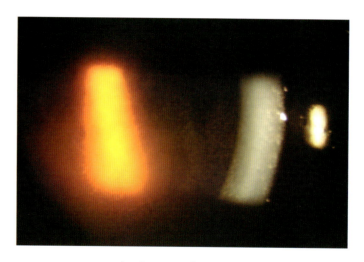

彩图 9-3　房水闪辉

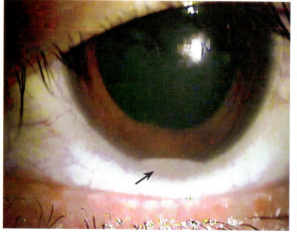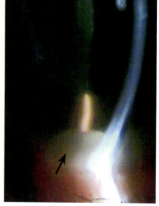

彩图 9-4　前房积脓

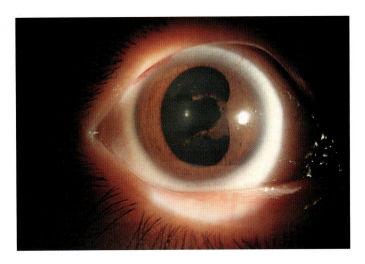

彩图 9-5　虹膜后粘连

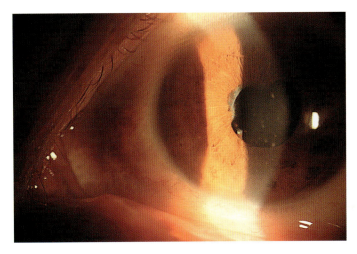

彩图 9-6　机化膜

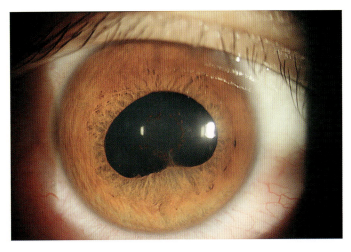

彩图 9-7　瞳孔形状异常

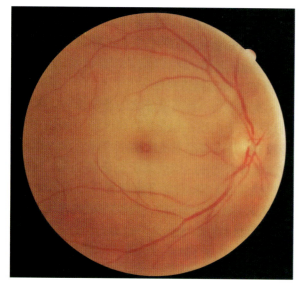

彩图 10-1　视网膜中央动脉阻塞

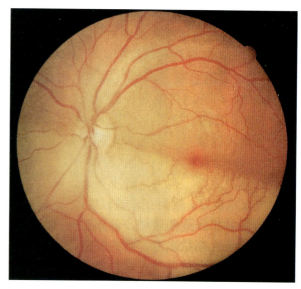

彩图 10-2　视网膜分支动脉阻塞

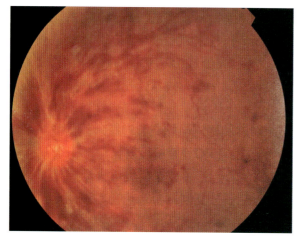

彩图 10-3　视网膜中央静脉阻塞

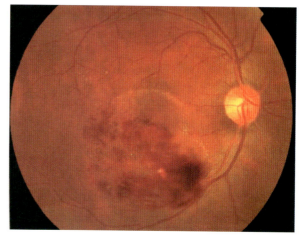

彩图 10-4　视网膜分支静脉阻塞

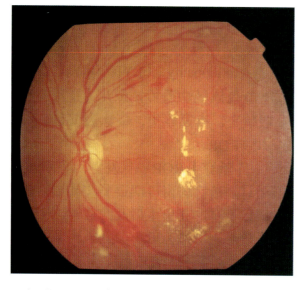

彩图 10-5　非增殖性糖尿病视网膜病变

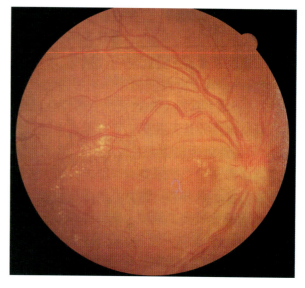

彩图 10-6　慢性高血压性视网膜病变

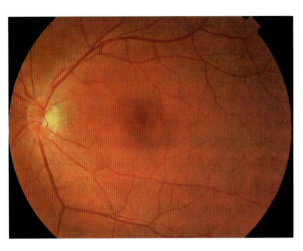

彩图 10-7　中心性浆液性脉络膜视网膜病变

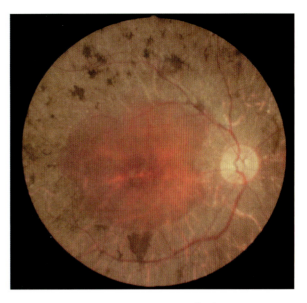

彩图 10-8　视网膜色素变性

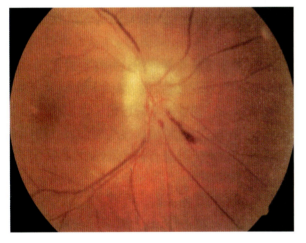

彩图 11-1　视盘水肿

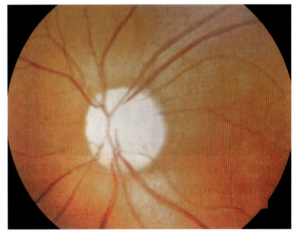

彩图 11-2　视神经萎缩

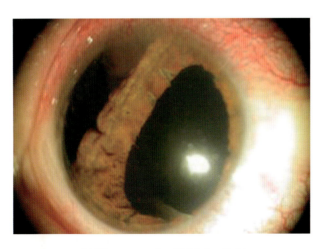

彩图 12-1　虹膜根部离断

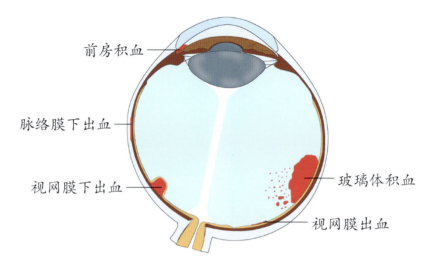

彩图 12-2　眼球钝挫伤

（标注）前房积血、脉络膜下出血、视网膜下出血、玻璃体积血、视网膜出血

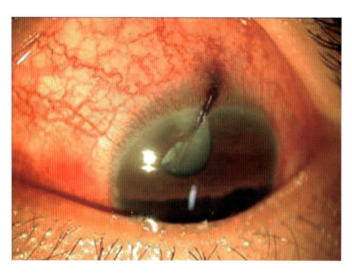

彩图 12-3　角巩膜穿通伤,虹膜嵌顿

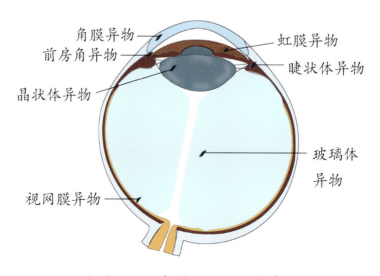

彩图 12-4　各种位置的眼内异物

（标注）角膜异物、前房角异物、晶状体异物、虹膜异物、睫状体异物、玻璃体异物、视网膜异物

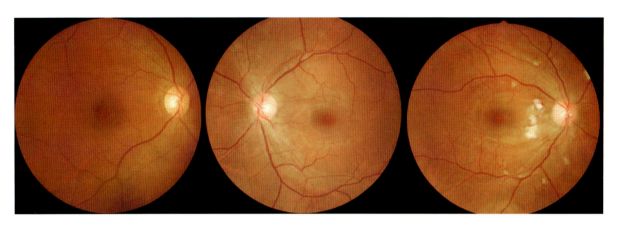

彩图 13-1　动脉硬化性视网膜病变

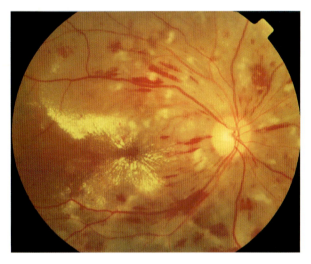

彩图 13-2　高血压性视网膜病变

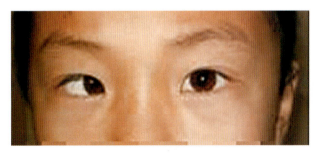

戴镜前

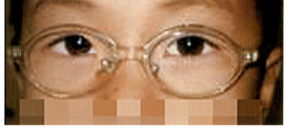

戴镜后

彩图 14-2　屈光性调节性内斜视